妈妈是最好的医生

宝宝这样吃不生病

BAOBAO ZHEYANGCHI
BUSHENGBING

任昱/编著

U0215220

浙江出版联合集团

浙江科学技术出版社

图书在版编目（CIP）数据

宝宝这样吃不生病 / 任昱编著. —杭州：浙江科
学技术出版社，2015.5
　（妈妈是最好的医生）
　ISBN 978-7-5341-6588-7

　Ⅰ.①宝…　Ⅱ.①任…　Ⅲ.①婴幼儿－营养卫生－基
本知识　Ⅳ.①R153.2

　中国版本图书馆CIP数据核字(2015)第070972号

书　　名	妈妈是最好的医生：宝宝这样吃不生病	
编　　著	任　昱	

出版发行	浙江科学技术出版社
	杭州市体育场路347号　邮政编码：310006
	联系电话：0571-85176040
	E-mail:zkpress@zkpress.com
排　　版	北京明信弘德文化发展有限公司
印　　刷	北京世纪雨田印刷有限公司
经　　销	全国各地新华书店

开　　本	710×1000　1/16	**印　张**	18.5
字　　数	237 000		
版　　次	2015年5月第1版　2015年5月第1次印刷		
书　　号	ISBN 978-7-5341-6588-7	**定　价**	28.00元

责任编辑	王　群　刘　丹	**责任印务**	徐忠雷
责任校对	梁　峥　王巧玲	**责任美编**	金　晖

前　言

　　从宝宝呱呱落地的那一刻起，妈妈便担负起了养育宝宝的重任。宝宝身体上一旦出现些许不适，都会让全家人手忙脚乱，不知如何是好。这也让妈妈在抚育宝宝的时候，更要精心照料，避免宝宝受疾病的侵扰。

　　其实，要想让宝宝健康成长，妈妈不用太过费心，除了精心护理，在宝宝的饮食上再多下点儿工夫即可。

　　食物是宝宝生长发育的根本，同时，食物也是防病治病的佳品。中医向来有"药食同源"的说法，因此，只要妈妈给宝宝吃对了食物，不仅能促进宝宝各方面生长发育，还有助于防病治病。

　　要想做到这一点，第一，妈妈需要了解宝宝的体质。中医学认为，人有9种体质，分别是平和体质、气虚体质、阴虚体质、阳虚体质、气郁体质、血瘀体质、湿热体质、痰湿体质以及特禀体质。在这9种体质中，除了平和体质属于健康体质外，其余8种都属于不健康的偏颇体质。宝宝到底属于哪种体质，妈妈该怎么帮宝宝调理，本书都有详细的讲述。

　　第二，妈妈还需要从调理内脏入手，增强宝宝的体质，提升宝宝的抗病能力。在内脏中，脾脏和肺脏是妈妈要特别注意的，尤其是在这两脏功能失常的情况下，妈妈更应该好好地帮宝宝调理。中医学认为，脾胃为后天之本，气血生化之源，负责食物的消化、吸收工作，为全身提供着气血。一旦脾胃功能失常，消化吸收功能不利，宝宝无法从食物中获取所需的营养物质，就会生病。肺为娇脏，非常容易感受外邪而染病，宝宝的身体发育本身还不完善，免疫力也很低，因此，稍不注意，就会让外邪侵袭肺部，导致感冒、咳嗽、肺炎等病症，因此宝宝的肺脏也需要好好呵护。

第三，铁、锌、钙、碘、蛋白质、维生素等，都是宝宝生长发育不可缺少的营养素。这些营养素中任何一种缺乏的话，都会让宝宝的身体出现异常，引发疾病。比如宝宝体内缺铁的话，就会影响身体的造血功能，进而让宝宝出现贫血等症状。因此，妈妈要特别注意一下，看宝宝到底缺乏哪些营养素，然后有针对性地多给宝宝吃一些富含这些营养素的食物。

第四，在抚育宝宝的过程中，健脑益智、避免肥胖儿、增强免疫力、保护好视力、预防铅中毒等，都是妈妈需要注意的，而这些也可以通过饮食来改善和防治。

第五，对于一些宝宝常见的病症，妈妈可以通过饮食加以调理和治疗。不过，不管是调理还是治疗，都需要辨证施治。就像感冒，有风寒感冒，也有风热感冒。风寒感冒可以吃驱风散寒的食物，如葱白、姜、红糖等，但风热感冒就要吃一些具有清热作用的食物，如苦瓜、梨等。

总之，希望本书能成为妈妈的育儿帮手，为宝宝的健康成长保驾护航！

编者

目 录

第一章

心中有数，宝宝为什么爱生病

第二章

养好脾胃，宝宝健康不生病

第三章

护好肺脏，防止娇嫩惹祸端

第四章

食调体质，宝宝不生病

第五章

未雨绸缪，吃对"补缺"不生病

第六章

对号入座，不同功效的宝宝保健饮食

第七章

辨证施治，宝宝常见病的饮食疗法

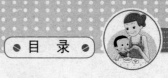

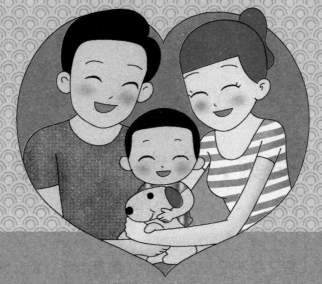

妈妈是最好的医生：宝宝这样吃不生病

第一章

心中有数，宝宝为什么爱生病

宝宝生病，并不是没有来由的，但是为什么会生病，妈妈首先要了解清楚，这样在宝宝生病的时候，才能有的放矢，有针对性地给宝宝提供最为恰当的饮食。本章就从8种偏颇体质等方面，让你了解宝宝为什么会生病。

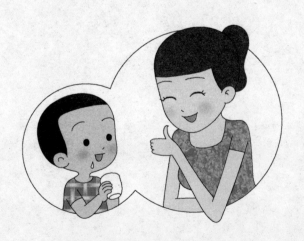

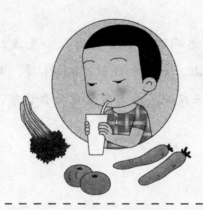

体质太差　　　喂养不当

不良习惯

体质太差

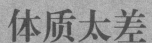

　　体质太差是宝宝患病的一个重要原因。气虚、湿热、阴虚、阳虚、气郁、痰湿、血瘀和过敏这8种体质，都属于偏颇体质，都会给宝宝带来疾病。看看宝宝是什么体质，看看有何调理之法。

气虚：说话没劲，宝宝易感冒

　　气虚体质的宝宝，形体不是消瘦，就是偏胖，在活动时更容易疲倦，没有精神，且面色不好，显苍白感，更容易出汗，不如其他的宝宝活泼、充满生机。会说话的宝宝会显得语声低怯，没劲儿，这一点可能会被很多妈妈认为是宝宝文静，但一定要结合其他特点，看宝宝是不是因为气虚才"文静"的。

　　除了以上的特征外，气虚还非常容易引起感冒。感冒是宝宝的常见病，有些宝宝一年可能感冒一两次，但有些宝宝感冒却非常频繁，往往上一次感冒刚好，这一次感冒又来了。气虚引起的感冒还有一个特点，就是时间

感冒

长，一些常见的感冒药也往往不起作用。

按照不同的脏腑，气虚体质的宝宝又会出现不同的症状，比如肺气虚的宝宝，容易咳嗽，咳嗽时间长，容易感冒，呼吸气短，容易鼻塞、流鼻涕，说话声音低微；脾胃气虚的宝宝则多出现食欲不振、嗳气腹胀、恶心呕吐、腹痛肠鸣、形体消瘦、大便细软或排便不畅、腹泻等；肾气虚的宝宝则表现为筋骨不坚、酸痛，小便次数多，夜尿多，常尿床；心气虚则容易患喘症。妈妈可以根据不同的表现，初步判断宝宝属于哪种气虚，然后再对症给宝宝进行调理。

宝宝气虚往往是因为饮食不当引起的，比如经常吃寒凉性的食物（西瓜、梨、香蕉、黄瓜、竹笋、豆芽、海带、荸荠等都属于寒凉性食物）、甜食，或者偏食、厌食等，因此，妈妈给宝宝纠正这一偏颇体质时，可以重点从饮食方面入手，尽量少给宝宝吃寒凉性的食物和甜食等，尤其是宝宝最喜欢的雪糕、冷饮等，更要少给宝宝吃，以免伤气，加重气虚症状；及早纠正宝宝偏食厌食的毛病，可以在烹饪上多费点儿心思，用不同颜色的食材，给宝宝做出造型美观的艺术饭，这一点网络上有不少的好点子可以参照，妈妈们在闲暇时，不妨多从网络上学习如何为宝宝制作能吸引宝宝、激发宝宝食欲的艺术饭。宝宝每顿饭都足量，妈妈就不用担心宝宝会气虚了。当然也可以在医生的指导下，用恰当的药膳为宝宝进行调理，比如可以将适量的山药、黄芪、党参、当归等，加入粥、汤等中，给宝宝食用，即可以起到补气的效果。

 ## 湿热：皮肤发亮，容易生粉刺

宝宝不想吃饭，还没吃几口就不吃了，还有腹胀、拉肚子现

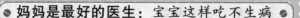
象，而且小小的年纪，脸上或身上长出了如青春期般的粉刺，这就提示你：宝宝体内有湿热了。

体内湿热如果长期得不到调理，就会形成湿热体质，不过因为宝宝年纪小，各位妈妈又是百般呵护，一般都可以得到及时的调理。对于体内有湿热的宝宝来讲，除了上面我们提到的一些症状外，肌肤还会显得油腻光亮，出油多，就像大人那种油性肌肤似的，这就是体内湿热的外在表现。除了容易长粉刺外，还容易生湿疹、疮疖等。

宝宝身体出现湿热症状，多与平时过多吃油腻、甜腻、辛辣刺激性的食物有关。再加上一些地方，比如我国的南方地区，处于湿热地带，多雨，气温又高，因此，南方的人就多属于湿热体质，在南方出生、生长的宝宝也很容易受这种气候影响，身体受湿热之邪影响更多一些。

受湿热之邪的困扰，宝宝看上去会显得没有精神，稍活动一会儿就会感到累，更嗜睡，也更喜欢安静的活动。改善这种状态，去除体内的湿热邪气，妈妈们还需要给宝宝多吃芳香的食物，比如香菜、藿香等，不过这些菜因为味道较浓，大多数宝宝都不喜欢，家长可以将其掺杂在馅料中做成饺子等，则容易被宝宝接受；生姜、桂皮等，祛湿祛寒，在给宝宝做营养餐时，妈妈可以适量放一些；茯苓粉、白扁豆、冬瓜、黄瓜等，有利湿的效果，也要多给宝宝吃一些。

在积极给宝宝去湿热的同时，妈妈们还要注意，少让宝宝吃油腻、甜味品，同时注意不要让宝宝暴饮暴食，每餐给宝宝少吃一些，吃饱即可。如果怕宝宝饿着，可以在两餐之间，给宝宝加顿牛奶或者小食品等，比如栗子糕、绿豆糕、面包等。

阴虚：长期低热，易患便秘

中医在调理治病的过程中，是以阴阳为基础的，认为人体由阴阳两部分组成。阴指的是人体的精血、津液等物质，而阳指的则是人体的各种功能活动。并且认为，两者在相互依存的条件下，处于一个相对的平衡状态中，身体才是最为健康的状态。一旦这种状态被打破，不管是阴阳哪一方出现偏盛或偏衰的状态，人都会生病。

宝宝的体质本就属于阴阳相对不足的状态，如此在一些致病因素的作用下，很容易外感热病，发高热或者长期发热的症状，而这种体态伤及的就是体内的津液，从而导致阴虚内热。

宝宝体内阴津不足，不能抵制亢盛的阳气，因此就会出现各种虚热表现。主要表现之一为低热，而且是长期处于低热状态中，这种低热并不是发烧，只是感觉宝宝的身体很热；宝宝阴虚的另一大表现就是有便秘症状，几天甚至一周的时间才大便一次，这种便秘多是因为脾胃虚弱引起的。这是因为阴虚内热的人更喜欢喝冷饮，喜欢吃寒凉性的食物，这就会损伤阳气，导致脾气功能减弱。脾气减弱，食物的消化吸收则变得缓慢，肠道蠕动也变得缓慢，由此就形成了便秘。

除了以上两点主要特征外，手足心热、烦躁不安、活泼好动、易口渴、舌质红少苔等，也是体内阴津不足的表现。

宝宝出现阴虚内热的体态，中医在调理治疗上，多采用滋阴清热的方法，以补充阴的不足，调整阴阳平衡状态。常用的滋阴类中药有沙参、麦冬、生地、玉竹等，妈妈可以在医生的指导下，适量将这些药物加入给宝宝的食疗方中，或者直接给宝宝服用一些医生开具的滋阴药。同时妈妈们还要多给宝宝吃一些滋阴补阴的食物，比如鸭肉、黑芝麻、银耳、莲藕、蜂蜜、鸡蛋等。

另外，妈妈还应注意让宝宝有充足的休息时间，尤其是晚上尽量早睡，因为在中医理论中，"夜晚属阴"，晚上早点入睡，有助于养阴。

阳虚：手脚冰凉，易受风寒

大家可能会说，宝宝都是"纯阳之体"，怎么还会出现阳虚的现象。这一点就像我们前面说过的，因为很多因素，比如先天阳气不足，或者妈妈喜欢给宝宝吃一些寒凉性的食物，或者穿着过于单薄，或者经常给宝宝服用一些苦寒类的药物等，都可能损耗宝宝体内的阳气，从而导致阳虚。

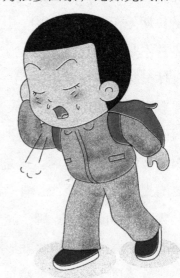

说到阳气，我们还要多说一句：阳气就如同我们体内的小太阳。太阳对于我们的重要性，想必大家都很清楚，而我们体内的阳气就如同太阳一般，缺少了它，对身体的影响就可想

而知了，身体不仅不能得到足够阳气的温煦，同时还缺少了对病邪的抵御，少了对机体的卫护。这是因为阳气又叫卫气，其主要分布在肌肤表层，就像一道屏障一样，保卫着人体的安全。因此，妈妈们一定要呵护好宝宝的阳气。因为一旦阳气不足，出现阳虚，就会出现一个非常明显的特征：手脚冰凉，即便做好了保暖的措施，还是很难缓解凉意。阳虚的宝宝还有一大特征，就是很爱生病，尤其容易受风寒致病，比如着凉后很容易感冒，而且还常常会咳嗽，这多是因为宝宝阳虚惹的祸。前面我们在说气虚时宝宝容易患感冒，其实阳虚，就是阳气虚弱，也是气虚，因此易患感冒等就成了共同的特征。

除了上面的主要特征外，阳虚的宝宝还会表现为脸色苍白，喜欢热饮，多沉静、沉稳，精神状态不是很好，而且大便多稀薄，带有未消化完全的食物残渣（这一点要与消化系统还未发育完全的宝宝区别开）。

对于阳气的养护，妈妈们平时可以带宝宝多晒晒太阳，让宝宝多活动，同时还需要从饮食上给宝宝做好调理，多吃一些温热性的食物，比如葱、香菜、韭菜、羊肉、鳝鱼、鲢鱼、泥鳅、海虾等。对于阳虚严重的宝宝，妈妈们还可以在医生的指导下用一些补阳的药。

另外，还要注意少让宝宝吃寒凉性的食物；少给宝宝服用苦寒类药物。苦寒类的药物，多是妈妈们用来给宝宝消炎、降火的，但对于宝宝的"上火"症状，妈妈们要区别对待，因为有些宝宝是因为阴虚内热上的"虚火"，而有些宝宝确实是实火，但一味地用苦寒的药，对于虚火来说，不但起不到作用，还会耗伤阳气。

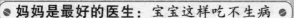

气郁：常叹气，闷闷不乐

《素问·举痛论》云："百病生于气。"说病都是因为生气生出来的。朱丹溪也曾说过："人身诸病，多生于郁。"说的是身体气郁，很多病就找来了。

大家看到生气，很快会联想到成年人，认为只有成年人才会生气，而几岁的小宝宝，只能用快乐来形容，很少看到他们生气，或者说情绪不好。你如果真这么想，可就错了。且不说有些宝宝生来脾气就很大，很容易发脾气，在现今的环境下，也很容易养出一些容易生气发脾气的宝宝来。

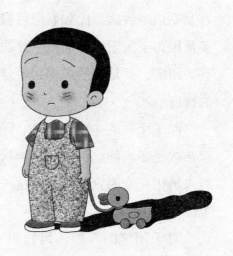

现今很多家庭只有一个宝宝，不管是老一辈，还是父母辈的人，都把宝宝当成了宝，呵护备至，有求必应，慢慢地，就养出了"不可一世"的小霸王、小公主，一旦有什么要求没有被满足，就会让宝宝生气，而且很多不是冲父母"发飙"，而是生闷气。

还有的父母因为各方面的压力大，导致自身心态不好，经常吵架、拌嘴等，甚至还会提到离婚等，虽然宝宝还不能完全理解其中之意，但宝宝还是会受其影响，长期生活在这种环境下，就容易导致心理郁闷不舒，从而气郁。有些家长甚至直接将气撒在宝宝身上，随便打骂宝宝，这都会给宝宝的身心带来影响，从而影响情志，导致气郁。

气郁的宝宝也有一大特征，就是小小的人，看上去有很多的心事似的，经常会叹气，而且常常一个人闷闷不乐，情绪低沉，还易惊恐不安，有明显的紧张焦虑感。会说话的宝宝会告诉妈妈，咽喉处好像有什么东西堵着，且不少的宝宝会有失眠的症状出现。

在中医中，有"气行则血行"的理论，气郁血就瘀，血瘀就会出现各种疼痛。"通则不痛，痛则不通"的中医理论说的就是这个。因此，妈妈们要细心一些，看自家的宝宝除了常叹气、闷闷不乐之外，是不是还经常说这里疼那里痛的，如果是，那无疑就是宝宝气郁了，要积极给宝宝进行调理。

气郁的宝宝在调理上要以行气理气、疏肝解郁为原则，以疏通郁阻的气机，可以多给宝宝吃一些柑橘、香菜、小麦、大麦等，还可以用适量的玫瑰花给宝宝泡水喝。同时也可以在医生的指导下，给宝宝用一些疏肝解郁、行气理气的药物。

宝宝气郁，大多是父母的教育方式不对所致，因此，父母要注意改变教育方式，避免娇惯、宠溺，也要避免打骂，同时要给宝宝创造一个和谐的家庭环境，尽量不吵架，夫妻和睦，家庭和谐，是宝宝健康成长的基石。

痰湿：体形偏胖，易疲倦

痰湿体质不仅仅是成年人，尤其是中老年人的专利，它存在于各个年龄段，宝宝也可能会被痰湿困阻身体，导致一些病症出现。

对于有痰湿的宝宝来说，体型偏胖是其主要的特征表现。多少年来，大家在评判一个宝宝被家长养得好不好时，都会以胖来做依据，如果谁的宝宝养得胖乎乎的，就会被人们说成是"养得好"。但胖并不见得好。偏胖的宝宝大多喜欢吃油腻或者甜腻的食物，因为这类食物更容易催生胖娃娃。但同时，这些食物也因为不容易消化，积聚在体内，慢慢地就形成了痰湿，从而危害宝宝的身体健康。

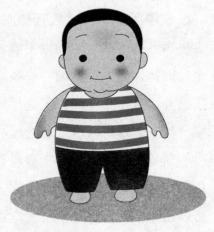

除了胖以外，痰湿的宝宝在活动时很容易疲倦，且动作相对要迟缓很多，同时还多是较安静的宝宝，并不太喜欢活动；平时大便较稀，经常犯恶心；还容易咳嗽，且痰多清稀。如果妈妈注意看一下宝宝的舌苔的话，会发现舌苔腻。

痰湿的宝宝更容易感染皮肤病，比如荨麻疹、湿疹、皮炎等，很容易找上这类宝宝，另外，还容易患哮喘、支气管炎、水肿等病症。

如果宝宝体内有痰湿，妈妈们要以健脾、祛湿、化痰为原则给宝宝调养。饮食要清淡少油，可以给宝宝多吃一些诸如薏米、白扁豆、鲫鱼、冬瓜、白茯苓、赤小豆、丝瓜、山药、萝卜、橙子等食物；少吃或者不吃生冷食物以及寒凉性的食物，少吃或不吃甜腻酸涩的食物，比如石榴、梨、甘蔗等，蜂蜜也要少吃。

温馨提示

为各位妈妈推荐一道益气健脾、化湿利水、消食化痰的食疗方——鲫鱼薏米萝卜汤：鲫鱼1条，薏米15克，萝卜50～100克；去除鲫鱼的鳞和内脏，洗净，萝卜切片；将鲫鱼与萝卜片放入300毫升水中，与薏米一起煮汤，调味后即可食用。可以给宝宝每天喝1次，连续喝上几天就能见到效果。

血瘀：面色晦暗，宝宝多疼痛

一提到三四岁、五六岁的宝宝，大家很快便能想到宝宝那白皙娇嫩的肌肤，嫩嫩滑滑的，一看到这样的宝宝，就想伸手过去摸一摸，轻轻掐一掐。但是有些宝宝，却没有如此好的肌肤，而更多时候显得面色晦暗，眼眶处显得暗黑，口唇也显得紫暗。

很多时候妈妈们会为自家宝宝的这种肤色感到困惑，不知道如何才能让宝宝也拥有其他宝宝那样细嫩白皙的皮肤，可不管给宝宝用什么洗浴、护理品，都得不到满意的效果。其实，这也是因为宝宝体质偏颇引起的，属于血瘀。

血瘀，顾名思义，就在经脉中流淌的血液瘀住了，不运行了。出现这种体态，多跟生活环境或者情绪有关，一般在寒冷气候下，宝宝就容易出现血瘀，这是因为寒冷的刺激会让血流变慢，甚至瘀堵；而情绪压抑不舒也是导致血瘀的原因之一。前面我们提到，气郁则血瘀，一般气郁的宝宝都有不同程度的血瘀。而且瘀阻在什么位置，什么位置就容易发暗发青，还伴有疼痛、瘙痒等症，有时候还有明显的肿块出现。

除了面色晦暗以外，血瘀的宝宝还有一个特点，那就是经常会嚷疼痛，不是这里，就是那里。前面我们也提过，"通则不痛，痛则不通"，体内血瘀，常会出现头、胸、胁、腹、四肢等处有刺痛感，甚至会有吐血、便黑等症出现。

为宝宝解决血瘀的问题，妈妈们可以在饮食上多下工夫，多给宝宝吃一些具有活血化瘀的食物，比如山楂、红糖、玫瑰、葡萄、柚子、橄榄、番薯、番茄、醋等。同时还要注意，不要让宝宝情绪激动，少让宝宝生气，否则更容易加重血瘀。

过敏：宝宝皮肤病的"元凶"

在生活中，有些宝宝似乎生来就容易过敏，动不动就会在身上起一些小疙瘩，一抓还会出现一道明显的红印等，这种宝宝的体质也属于偏颇之列，在中医上，这种体质被叫作特禀体质。

特禀体质的宝宝的特征就是爱过敏，过敏性鼻炎、过敏性哮喘、过敏性皮炎是过敏体质宝宝最容易患上的三种疾病。

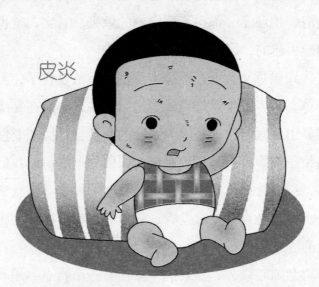

皮炎

不过这种体质多是先天带来的，是先天禀赋不足，或者禀赋遗传等因素造成的，就是说，宝宝如果天生属于这种体质，妈妈还是很难帮其调理到健康的平和体质的，重点还是要在生活中积极预防，找到过敏原，并远离它。

不过因为天生属于过敏体质，所以过敏原也仅是外部因素，比如有的宝宝对花粉过敏，一到春天百花盛开的季节，就是宝宝最容易过敏的季节，不是皮肤瘙痒、起疙瘩，就是鼻子干痒等；有的宝宝则是对海鲜过敏，一吃海鲜皮肤就起疙瘩、出红印等；还有的宝宝对粉尘等过敏。但是不管对哪种物质过敏，都是因为体质不好引起的。

　　过敏体质虽然很难治疗，但妈妈还是要积极地为宝宝调理，培补正气，固护体表。正气充沛了，体表的阳气充足了，就可以抵御外界的过敏原对过敏宝宝的侵袭，从而减少过敏反应出现。调理时，妈妈可以在医生的指导下，给宝宝配制一些抗过敏、培补正气的中药剂，也可以多给宝宝吃一些益气固表的食物，比如乌梅、粳米、萝卜、马齿苋、大枣等。同时要注意远离易引起过敏的食物，比如鱼虾、海鲜、鹅肉、荞麦、蚕豆、扁豆、茄子、辣椒等。同时还要积极寻求一些合理的方法，帮助宝宝缓解过敏带来的各种不适症状。

喂养不当

喂养不当是诱发宝宝生病的一个元素。填鸭式喂哺、宝宝偏食、宝宝吃零食、饮食偏大鱼大肉、用虫草人参等给宝宝补益，这些都属于不当的喂养方式，妈妈要避免这些。

非胖就好，填鸭式的喂哺易生病

本属于同样月龄、年龄的宝宝，但有的体重就符合标准，体型匀称，有的体重就超标，胖得就像一尊小弥勒佛似的。有关专家表示，宝宝出现肥胖，除了有遗传和特殊情况外，绝大多数都跟饮食和生活习惯有关，而单纯性的肥胖，更是因为营养过剩引起的。

现在的家长在育儿上存在不少的误区，让宝宝吃得白白胖胖的，就是其中之一。为了能让自己的宝宝胖点儿，不少家长对宝宝采取的是"填鸭式"的喂养，尤其是爷爷奶奶或者姥爷姥姥带宝宝的时候，这种现象更多。这种喂养方式，往往会适得其反，宝宝反而更容易生病。

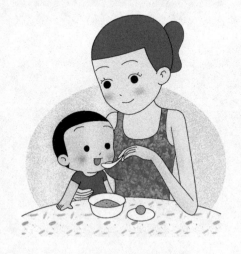

俗话说，"乳贵有时，食贵有节"，绝不是给宝宝吃得越多长得越胖，宝宝身体就越好。对于只有几个月龄的宝宝来说，有些家长担心自己的母乳不够，常常会连带配方奶粉一起喂，一天到晚都让宝宝的小肚子鼓鼓的。这种喂养方式，虽然看似是为了宝宝好，但往往会适得其反。脾胃是受纳食物的器官，食物经过消化吸收后，才能被身体利用。但宝宝的胃肠发育系统还不完善，年龄越小，宝宝的胃肠发育能力越弱，对食物的消化吸收能力越差，尤其是几个月的宝宝，肠胃消化吸收功能更差，此时不管宝宝的肠胃是不是能够负担，一味地"填鸭式"喂养，就很容易让肠胃受伤，功能减弱。于是就出现了一种怪现象：宝宝食欲不振，没胖反倒瘦了。对于稍大些的宝宝更是如此，因为稍大的宝宝饮食已经接近于成人了，不注意饮食方式，更容易损伤脾胃。

　　中医学认为，脾胃是"气血生化之源"，气血是供给人体的营养物质，一旦气血不足，身体就会出现这样或那样的病症。填鸭式的喂养损伤脾胃，因此在这种喂养方式下的宝宝更容易生病。

　　在母乳喂养期的宝宝，还是应以母乳为主，如果母乳不足，也应该以牛奶、羊奶或者专门的宝宝配方奶粉混合喂养，且要按照时间和量喂养；添加了辅食的宝宝，则应选择易消化、高热量、高蛋白、低脂肪的饮食，每次要适量，甚至可能有时候只有一小汤匙的量就足够了。另外，绝不能给宝宝过早添加辅食（一般从4个月左右时，开始慢慢且少量地添加一些易消化的汁水、米粉等）。对于已经几岁的宝宝来说，虽然饮食接近成年人了，但是还是要注意控制饭量。

　　总之，有没有吃饱，宝宝才有话语权，家长不应该过于强迫，不应该以个人观念强行给宝宝大量喂食。

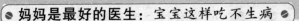
温馨提示

　　为了增强宝宝的消化能力，妈妈可以给宝宝制作"糖炒山楂"：取红糖适量，放入锅中用小火炒化（可以加少量水，这样就不容易炒焦了），加入去核的山楂适量，再炒5分钟左右，闻到酸甜味即可。每餐饭后可以给宝宝吃一点儿。

 ## 太过控食，"小排骨"抵抗力差

　　与填鸭式喂养的方式相反，有些家长因为忙于工作，没有时间照顾宝宝饮食，或者太过于控制宝宝的饮食，严格定量，没能达到生长发育应该达到的食量变化，以至于宝宝营养匮乏，生长发育停滞，身高和体重明显不及同龄人。

　　这种喂养方式一样不正确。这样养出来的宝宝不仅身高、体重上不如同龄的小朋友，就是对疾病的抵抗力也很差，因此，经常会出现感冒、发烧、咳嗽等病症。另外，宝宝各方面都在生长发育的过程中，其中也包括大脑、骨骼等，尤其是在大脑发育最快、最关键的时期（0~3岁），营养如果跟不上的话，就会造成脑的发育障碍。像1岁左右的宝宝，因为饮食量不足，营养不良，会发生贫血，这种贫血会直接导致智力迟钝，且长大后也难以弥补。

　　所以，对于宝宝的喂养问题，要遵循不过不及的原则，既不要填鸭式喂养，也不要太过控制宝宝的饮食量。那么，怎么才是最合适的喂养量呢？

　　这一点我们从宝宝的体重和身高就可以看出来。如果宝宝瘦，但体格健康，精神状态和体力情况与同龄的宝宝没有什么差别，身高也在中等或偏上，那么喂养量就是够的，哪怕宝宝显得很瘦也不用太担心。但如果宝宝又矮又瘦，明显差于同龄的宝宝，那么家长就应该注意给宝宝的喂养量，要加强宝宝的营养。

为了反映宝宝的营养状况，妈妈可以经常给宝宝测测身高和体重。婴儿期，体重和身高每个月都要测1次，1～2岁的宝宝2个月测一次身高，体重还是每月1次，2岁以上的宝宝最好每3个月测一次身高，体重还是要每月测1次。

还要注意的是，有些宝宝突然出现了暴瘦现象，这很有可能是患上某种疾病的表现，因此，妈妈应带宝宝尽快就医诊治。

 ## 宝宝偏食，父母拿洋快餐做奖励

通过研究发现，目前我国有40%～60%的儿童存在挑食、偏食等不良饮食问题。看到这一数据，让不少的妈妈瞠目结舌，是不是自己的宝宝也有挑食或偏食的不良习惯呢？

偏食挑食，妈妈最担心的就是宝宝的营养问题，妈妈们深知，长期这样下去，宝宝的营养会严重缺乏，所以，妈妈们就想法设法让宝宝吃东西。在这些家长当中，不乏用洋快餐来给宝宝"补营养"的妈妈。

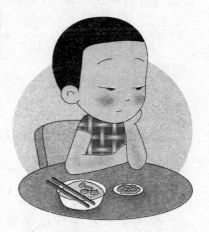

之所以出现这种现象，就是因为绝大多数宝宝钟情"洋快餐"。有调查显示，高达85.2%的宝宝都喜欢吃汉堡、薯条等"洋快餐"，有些宝宝每周甚至每天都吃。一吃上汉堡、薯条，宝宝就会显得非常高兴，也能全吃完。这也正是妈妈们最愿意看到的，所以不少的妈妈见到宝宝不愿意吃自己做的饭菜，就买来汉堡、薯条等给宝宝吃，认为这样也可以给宝宝增加营养。但殊不知，这种喂养方法不仅不能给宝宝增加营养，反而会因为营养缺乏、高油脂等，让宝宝更容易生病。经常吃汉堡却不爱吃蔬菜等的宝宝，就很容易出现"上火"症状，比如大便干燥等。

所以家长还是要积极纠正宝宝的偏食现象。首先，家长要树立一个良好的榜样，不挑食，不偏食，如果在宝宝面前总说一种食物不好吃，那么就会直接影响宝宝。或者有些家长因为不喜欢某种食物，所以也很少买来吃，这也间接地造成了宝宝的偏食现象。

另外，家长不能哄骗、威胁宝宝，宝宝饿了自然会吃；吃饭的时候不要太多关注宝宝；不要给宝宝吃太多零食，增加活动量；让宝宝在安静的环境中进餐，不要让宝宝边吃边玩，或者边吃边看电视等；创造愉悦的进餐氛围；也可以让宝宝到厨房参与到烹饪的过程中，让宝宝感受到其中的乐趣，从而激发食欲。这些喂养小技巧会慢慢改善宝宝的偏食问题，同时还会养成一个良好的进食习惯。

好吃零食，父母不限制反而迎合

说到零食，总是宝宝的最爱，但是对于正在生长发育过程中的宝宝来说，经常吃零食不吃正餐，会导致营养不良，给疾病的发生埋下隐患。

作为家长，都知道零食对宝宝的危害性，但还是有不少家长面对宝宝吃零食的情况，不是限制，而是迎合。宝宝不管要什么零食，只要想吃，立刻就买来给宝宝吃。现在的生活条件好了，而大多数家庭都只有一个宝宝，溺爱往往成了对待宝宝的主题，这也是不少家长纵容宝宝吃零食的原因。

　　纵容宝宝吃零食固然不对，但也不是任何零食都不能给宝宝吃。零食分很多种，薯条、果冻等属于零食，而水果、面包、奶制品等也可以当作零食，因此妈妈要正确对待宝宝吃零食的问题，对于有利于宝宝身体生长发育的，要多让宝宝吃一些，对于影响宝宝身体生长发育的，就要控制。

　　酸奶、奶酪和纯鲜奶等奶制品，含有优质蛋白、脂肪、糖以及钙等，可以当作零食，每天给宝宝吃一些。

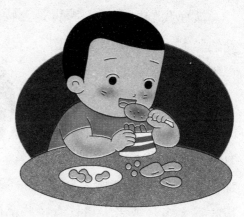

　　水果不仅美味，还含有丰富的糖、维生素和矿物质，可以促进食欲，有助于消化，宝宝还都爱吃，可以在每天的午餐和晚餐之间给宝宝吃。

　　由谷物制成的各种小点心，比如蛋糕、面包等，可以补充能量，上午的加餐就可以给宝宝吃这些，但不要太多。

　　还有一些帮助消化的小零食，比如山楂片、山楂糕等，可以帮助脾胃消化，让宝宝保持好胃口，也可以在餐后给宝宝吃一些。

　　但是对于一些非常受宝宝欢迎的膨化食品、油炸食品等，不管宝宝多想吃，妈妈都要限制，纵容宝宝吃这些，不但达不到宝宝生长需要的营养，而且会让宝宝抵抗力减弱，易生病。

 大鱼大肉：鱼过生火，肉过生痰

　　在不少妈妈看来，大鱼大肉最有营养，因此在给宝宝做饭时，每天都能见到大鱼大肉的影子，甚至顿顿都是。但这种喂养方式并不科学，反而会提升宝宝生病的概率。

民间有句俗语叫"鱼生火，肉生痰"，说的是鱼和肉吃多了，会生火生痰。鱼和肉本是我们营养的主要来源，但它们又怎么会成为"火"、"痰"的生成者了呢？这还要从脾胃说起。

前面我们提到过，脾胃是食物的受纳器官，它就像一个加工厂，食物的营养成分需要经过脾胃的消化吸收，才能转化为身体所用。但是脾胃的加工能力是有限的，如果给这个加工厂增加太多的任务，就像有些宝宝每顿饭吃得太多，或者大量饮食一些高脂肪、高蛋白的食物，就会加重加工厂的负担，从而损伤脾胃。脾胃这个加工厂的能力下降了，不能正常加工，就会产生大量不合格的残次品，堆积在胃中。就像大家看到一堆烂菜，如果不及时清理的话，就会产生大量的湿和热，堆积在胃中的残次品也会生湿、生热。湿是导致痰的元凶，湿气凝聚在一起，就形成痰了；而热基本就可以跟火画上等号了。

而宝宝的脾胃功能还在逐渐完善的过程中，本就不健壮，处于虚弱的状态中。中医就认为"脾常虚"是宝宝的生理特点。鱼和肉，都是高蛋白的食物，肉还是高脂肪的食物，对身体的滋补作用是非常明显的，但是同时，这类食物又是不容易消化的，给宝宝吃多了，得不到充分的消化，就会堆积在胃中生湿生热了，出现痰多、上火等症状。

当然，这并不是说鱼和肉就不能吃了，吃还是要吃的，但要注意量和吃法。每个星期给宝宝吃3次左右的鱼肉即可。在吃的时候，可以搭配一些蔬菜，比如白菜、胡萝卜、土豆等，以促进消化。

温馨提示

　　宝宝不宜太早吃成人的食物。宝宝的肠胃还没有完全发育成熟，对于成人可以食用的食物，比如大块的牛肉、羊肉等，很难消化和吸收。不过，随着宝宝的一天天长大，单纯吃母乳和配方奶，可能会造成营养不良。所以该添加辅食的时候还是要及时添加辅食，最佳时间是在4个月时，最晚也不能超过6个月。

 虫草人参，给宝宝滥用滋补品害处多

　　一谈到滋补保健问题，不少家长马上会想到给宝宝滋补，而且会不惜高价给宝宝买来各种不同类型的补品和名贵的滋补药，生怕不补的话，会影响宝宝的智力和生长发育。

　　但是中医有"虚则补之"的理论，说的是身体有"虚"，才需要补。宝宝正在生长发育的过程中，各脏腑器官还没有完全成熟，功能也不完善，尤其是受纳器官脾胃功能还相当薄弱。另外，相比于生理功能衰退的老年人来说，宝宝更像是初升的太阳，生机勃勃，身体更多趋近于健康状态，这种情况下，根本不需要特别滋补，因为他们没有虚。就算存在着某种"虚"证，如果并不是先天而来的，通过调理，一般很快就能恢复健康体态。

　　不过，为了让自己的宝宝身体健壮，聪颖聪慧，就出现家长给宝宝服用补品的现象了，甚至还盲目地给宝宝服用冬虫夏草、人参等大补之品。当然，希望自己的儿女成龙成凤的心情是可以理解的，不过这种滥用滋补品的做法，却并不利于宝宝的健康。

第一，宝宝的脾胃功能薄弱，滋补之品，比如熟地黄、鳖甲、首乌等往往属于难分解、难消化、难吸收之物，进补之后会导致腹胀、食欲不振、腹泻、便秘等症。

第二，会催生宝宝性早熟。不少的补品补药中，含有催生宝宝性早熟的物质，造成机体内分泌功能紊乱，以至于小小的年纪就出现了青春期的体征。

第三，如果宝宝本身没有虚证，却盲目滋补的话，很容易出现中毒现象。比如给宝宝服用人参，就会出现血压升高、烦躁不安等症状。服用虫草等补药时，常会出现流鼻血、便秘等症状。

秉持"无病不乱补"的原则，但凡没有疾病、身体健康的宝宝，骨骼发育良好，体质状态良好，家长只要按照平时的饮食给宝宝吃即可，不需要任何滋补保健。有句话叫"万物皆养人"，只要宝宝胃口好，食欲盛，消化好，日常的饮食都具有滋补的功效。而对于一些体弱多病的宝宝来说，还要首先积极治疗疾病，等病好了以后，再加以滋补，但滋补物力求药效缓和，不要猛烈，以慢慢增强宝宝的抵抗力，预防疾病的再次发生。

而且宝宝有虚证，基本都是脾虚，日常可以给宝宝吃一些具有调理脾胃作用的食物，比如山药、扁豆、薏米、山楂、小米、黄豆、南瓜等。

不良习惯

宝宝吃饭过快，不能细嚼慢咽，想吃就吃，吃饭时嬉笑打闹，泡汤吃饭，或者边走边吃，这些不良进食习惯，都有可能诱发疾病。妈妈要注意帮宝宝改正。

 ## 狼吞虎咽：要让宝宝学会细嚼慢咽

正常情况下，吃饭时感觉到饱的信号，需要15~20分钟，如果吃饭太快，就很可能已经饱了，但还有没吃饱的感觉，所以就继续吃。宝宝的自我控制能力相比成人来说更差，只要是他认为好吃的，或者是喜欢吃的，多数会狼吞虎咽。不过对于这种情况，很多家长持听之任之的态度，认为只要宝宝爱吃，就让他吃好了。

专家认为，宝宝有狼吞虎咽的不良进食习惯，既不利于营养的吸收，同时又容易伤害脾胃，导致消化不良、胃痛、胃酸等症状，而且还容易催生肥胖儿。

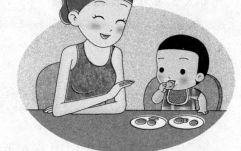

宝宝吃饭快多因为性子急，不愿意多嚼，总想着赶快吃完去玩儿，或者做其他什么事情。还有的宝宝因为口腔内咀嚼肌还处于待完善的状态，因此也容易出

现囫囵吞枣的现象。

为了宝宝的健康，针对宝宝吃得太快的问题，家长应该采取一定的措施。有些家长为了减缓宝宝吃饭的速度，在宝宝吃饭时会帮宝宝数数，这主要针对幼儿。宝宝咀嚼1次，妈妈就数1次，这样就可以减慢幼儿进食的速度，避免急于将饭咽下。对于稍大些自己会数数的宝宝来说，妈妈可以提醒宝宝自己数数。

另外，为了避免宝宝狼吞虎咽，我们在此再为各位家长支上几招：

经常提醒宝宝细嚼慢咽，并将细嚼慢咽的好处和坏处告诉宝宝；可以告诉宝宝细细咀嚼和粗略咀嚼的不同之处，细嚼会充分感受到食物的味道，而粗略咀嚼往往不能完全感受到食物的味道。

经常和宝宝玩一些可以培养宝宝耐心的游戏，比如"穿珠子"、"数豆子"等，经常陪宝宝一起玩的话，可以培养宝宝的耐性。其实细嚼慢咽体现的就是孩子的耐性，家长可以将这种方法培养出来的耐性，慢慢引导到孩子的吃饭上。

> **温馨提示**
>
> 对于因为咀嚼肌不发达，经常囫囵吞咽的宝宝来说，妈妈可以在宝宝的牙齿长齐后，特别给宝宝吃一些诸如花生、核桃、杏仁、开心果等坚果，也可以吃一些饼干、烤馒头片等。这样可以培养宝宝用力嚼食物的习惯。

食不定时：想吃就吃易致消化功能紊乱

在到医院就医的宝宝中，有不少是因为吃完饭有肚子痛的毛病，主要表现为脐周反复出现不规律的腹痛，而且食欲很差，有时候还会有呕吐现象。医生在给这类宝宝检查之后，多会确诊为胃溃疡。

出现胃溃疡的原因有很多，但几岁的宝宝更多是因为进食不规律引起的，宝宝想吃，妈妈马上就让他吃，时间长了，疾病就产生了。在进食后，食物一般会在胃中停留一段时间才能被消化：碳水化合物一般需要2个小时左右消化；脂肪及蛋白质类时间要更长一些；混合食物在4~5个小时之间。

防治疾病关键还要培养宝宝良好的饮食习惯，让宝宝定时定量地进餐。5岁以内的宝宝胃容量较小，食物在胃内停留的时间一般在3~4个小时，因此，每隔3~4个小时可以让宝宝进食一次。在两餐之间，除了在固定时间少量给宝宝吃些水果或者喝些奶等外，其他时间都不要随便给宝宝吃零食，尤其是甜味的糖果类，否则会扰乱脾胃消化的正常规律，到了吃饭的时间，不会有饥饿感，就很难吃下饭菜了。

对于没有规律的宝宝，妈妈不妨"狠"一点儿给宝宝治一治：到时间吃饭了，如果宝宝不吃，妈妈可以果断地将饭菜收走，即便宝宝想吃也不给吃了，哪怕有剩饭菜，也尽量放到宝宝视线范围以外，一定要让宝宝等到下顿饭时间到来时再吃。这样宝宝饿过一次，就知道如果不定时吃饭就没有饭吃了，所以每到吃饭的时候，他基本上都会乖乖吃饭。中间可以正常给宝宝加餐，还是以水果、奶为主，但仅是平常的加餐，不能让宝宝吃饱。

另外，培养宝宝规律进食的习惯同时，除了不要给宝宝零食以外，还要注意不能总给宝宝吃油腻食品，油腻食物不容易消化，胃肠长期处于紧张的消化状态，就会渐渐减弱胃肠功能，导致宝宝食欲减退，最终会让消化功能紊乱，出现胃肠疾病。

所以，为了不生病，妈妈应该给宝宝养成一个规律吃饭的习惯，不能惯宝宝想吃就吃的毛病。

边吃边玩：嬉笑打闹，容易呛咳

有些家长很清楚吃饭时，应该为宝宝创造一种愉悦的气氛，因为这样更利于宝宝对食物的消化吸收，利于健康成长。但是有些家长却在用餐时纵容宝宝嬉笑打闹，这就很危险了。

宝宝用餐时嬉笑打闹的不良饮食习惯，很容易将食物吸进气管，从而引起反射性咳嗽。能够及时将食物咳出还好，一旦咳不出，常会引起吸入性肺病，严重的还会导致气管痉挛，引起窒息丧命。所以出现这种情况时，妈妈应及时用急救的方法快速排出气管内

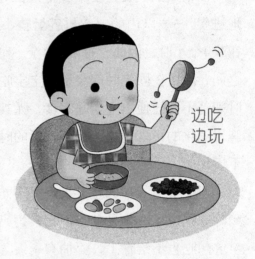

边吃边玩

的食物，千万不要存有侥幸心理，否则后悔就来不及了。

发生食物呛咳后，可以采取以下急救手法排出食物。

拍打背部。让宝宝站立，家长站在宝宝侧后方，一手臂置于宝宝胸部，以扶住宝宝，一手掌根在肩胛间区脊柱上进行连续、急促而有力的拍击，以便于食物排出。

推压腹部。让宝宝坐着或站着，家长站在宝宝身后，用双臂抱住宝宝，一手握拳，将大拇指放在宝宝的肚脐和剑突的中点上，另一只手压住拳头，有节奏地用力向上、向内推压，目的就是为了让横膈抬起，压迫肺底，从而激发肺产生一股强大气流，由气管内向外冲出，迫使食物随气流到达口腔内。注意只能压正中位置，两侧

或周围起不到作用。

倒立拍背部。抓住宝宝的两腿，倒着将宝宝提起来，让头保持下垂，同时轻轻拍打宝宝的背部，通过食物的自身重力和胸腔内的气体冲力，迫使食物咳出。这种方法更适于1周岁内的婴幼儿。

需要注意的是，宝宝发生呛咳，家长一定要镇定，首先清除鼻腔和口腔中的食物残渣，不要用手抠气管内的食物。急救的同时，将宝宝以最快的速度送往医院救治。

上述方法不仅适用于食物呛咳，对于其他异物造成的呛咳也有效。

所以，妈妈们要帮助宝宝改掉进食打闹说笑的坏习惯，让宝宝了解这种不良习惯的危害性，尽量让宝宝吃饭时保持安静。

 吃"汤泡饭"：饭粒嚼不烂，易患胃病

随着宝宝年龄的渐渐增长，渐渐地能正儿八经地跟大人一起坐在餐桌边开始吃饭了，但是此时一个现象也就出现了：宝宝大多喜欢吃"汤泡饭"，不喜欢就着菜吃干饭，更喜欢将菜汤掺和到饭中吃。

不少家长认为，菜中的营养大部分都到汤中了，所以这样吃也不会影响宝宝的健康，同时还方便，更重要的是在这样的情况下，宝宝还可以多吃一些饭。所以就顺着宝宝，每次吃饭时，都要给宝宝事先将菜汤浇到饭

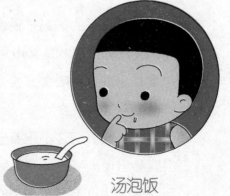

汤泡饭

中。还有不少妈妈每餐都做汤，像鲜美而营养的鱼汤、肉汤等，认为直接将汤加到米饭中，就可以让宝宝既吸收了汤中的营养，又吃好了饭。

但殊不知，这是一种很不好的饮食习惯。长期吃汤泡饭，更容易导致营养不良，而且还会让宝宝养成不充分咀嚼的不良习惯。而不充分咀嚼，不仅缺少了唾液酶对食物的影响，米饭也几乎整粒就到了胃中，这不仅给胃增加了负担，还得不到充分的消化和吸收，时间长了，就会影响脾胃的功能，同时还会引发胃肠等消化系统疾病。而且过多的汤水会冲淡胃液的浓度，也影响了胃对食物的消化能力。

所以，还是将饭和汤分开来给宝宝吃，让宝宝充分咀嚼，同时，即便是鱼汤、肉汤等，也不要给宝宝喝太多。宝宝的胃容量本来就小，胃液也就那么多，喝了太多汤，就影响主食的摄入量，还会冲淡胃液。喝几口就可以，只要能起到帮助宝宝下咽食物或者作为食物的调剂即可。

边走边吃：病菌让胃受伤

对于经常带孩子的妈妈来说，看到有些家长追着给孩子喂食肯定不新鲜，或许你自己就是其中之一呢。

不少家长出现这种喂食方式会说是"迫不得已"，且不论家长如何，单说宝宝这种进食习惯，就会给宝宝带来很多不利之处。

边走边吃，或者一边小跑着一边咀嚼，这种吃法就像嬉笑打闹一样，很容易出现呛咳；还容易吸进大量的空气，引起胃胀、腹胀等症；而这种吃法也不利于食物的充分咀嚼，稍一颠簸，可能一口还没来得及咀嚼的饭就顺势咽下去了，依然会损伤脾胃功能，引发胃病。所以长期以这种方式进食，很容易引发疾病。

上面说的这种情况，多存在于3岁以下的宝宝，而对于已经上了幼儿园的宝宝来说，因为大多会在幼儿园有规律地进食，因此，家长追着喂的情况减少了，但边走边吃，或者在车上、路上吃的情况也时常出现。

这种情况多出现在早上家长为了上班不迟到，或者为了宝宝进幼儿园不迟到，在路上随便给宝宝买点儿早餐，然后在去幼儿园的路上让宝宝吃完。不管这段路怎么走，是跟人一起挤公交车，还是骑车带宝宝，抑或是自己开车送宝宝上学，在路上吃饭，都不卫生，同时也不利于食物的消化和吸收，时间长了，就会影响到宝宝的身体健康。

路上，人多车多，尤其是早上上学、上班时间，是人最多、车最多的时候，此时尘土飞扬；车上细菌、病菌也很多，所以不管是走在路上吃，还是坐在车上吃，都很容易让食物受到污染，沾染上细菌、病菌等，诱发疾病。

而且走路和坐车时，精力不能完全集中在吃东西上，这就影响了进食，往往让咀嚼不能充分，让胃也不能充分消化，同时也容易出现呛咳、咬舌等意外发生。

所以，不管是什么原因导致的宝宝边走边吃，或者边坐车边吃东西等，妈妈们都要帮助宝宝改正，对于3岁以下的宝宝，要尽量培养他们坐到餐桌旁吃饭；而对于已经上幼儿园的宝宝，妈妈和宝宝还是早起一会儿吧。

第二章

养好脾胃，宝宝健康不生病

中医学认为，脾胃是人体的后天之本，是气血生化之源，担负着消化、吸收的任务。脾胃功能健全，宝宝就能气血充沛，身体健康，不易患病；但一旦脾胃功能失常，气血生化不足，宝宝身体就会出现气血虚弱的症状，疾病也就跟着来了。因此，让宝宝健康，还需首先通过饮食养好脾胃。

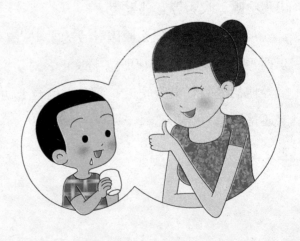

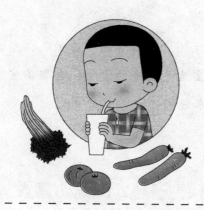

脾胃三怕　　脾胃信号

荤养脾胃　　素养脾胃

脾胃三怕

怕撑、怕冷、怕生，这是脾胃的"三怕"，经常让宝宝吃得过撑，或者经常给宝宝吃生冷的食物，会损伤宝宝的脾胃，给宝宝的身体健康带来隐患。

怕撑：饥一顿饱一顿，脾胃伤害大

饥饱无常几乎已经成了上班族脾胃受损的导火索，但不光是上班族，还有脾胃功能还很薄弱的小宝宝，更对饥一顿饱一顿的饮食无常消受不起。

不少家长因为工作忙等原因，不能有规律地给宝宝做饭，或者有些宝宝因为贪玩等，该到吃饭的时间不吃饭，或者吃得很少，等到下顿饭时却一次性吃得很多，这都是影响宝宝的脾胃功能、让脾胃受伤的不良饮食习惯。

《黄帝内经·素问》云："饮食自倍，肠胃乃伤。"意思就是吃得太撑了会损伤我们的肠胃。饮食不节制，时饥时饱，过饥过饱，都是胃痛发生的重要原因。这段言论主要是针对成人来说的，试想，脾胃发育成熟的成人尚且如此，又何况脾胃还没有发育完善的宝宝呢？

中医在养生方面非常重视尺度的问题，往往会追求一种"适中"，告诫人们不能超过一定的限度，否则就很容易导致自身出问题。所以，在饮食上，对于成年人来说，每餐要吃七八分饱，而对于正在生长发育过程中的宝宝来说，每餐就要吃饱，但不能吃撑。对于经常吃撑的宝宝，妈妈们要多给宝宝提示，表示有饱腹感就不要再继续吃了。

对于这个问题，妈妈们只要让宝宝规律饮食，每天按时吃饭，就可以避免饥一顿饱一顿的现象。另外，对于因为工作等原因导致宝宝饮食不规律，从而导致宝宝饥饱不均的妈妈们，还要从自身找原因，多为宝宝考虑。

怕冷：寒气入体，伤及脾胃没商量

在医院门诊，很多都是因为肠胃病就诊的宝宝，有的因为腹泻，有的因为急慢性肠炎等，尤其是夏季的到来，这些病症的发生更多。在治疗这种病症的同时，医生多会告诫家长，不要让孩子吃寒凉的食物，诸如雪糕、冰饮料等，还要注意给孩子保暖，尤其是腹部的保暖。

脾胃最怕"冷"。寒气入侵脾胃的话，就会损伤胃气，导致脾阳虚。胃气、脾阳，可以说是脾胃功能的表现，胃气足，脾阳健壮，脾胃功能就正常，一旦胃气、脾阳虚弱，脾胃功能就会跟着减弱，出现消化不良、腹泻、腹胀、腹痛等症状。

损伤脾胃的寒气，当然包括冷气，比如夏天室内开空调，孩子受了凉风，就容易让胃不舒服。但是因为家长平时都很注意给孩子穿衣保暖，因此，这种受寒可能只是偶尔。在这里我们要说一个让脾胃受寒的最大威胁，那就是冰淇淋。

孩子对冰棍、雪糕似乎有着天然的喜好，每每看到或者想到，就一定要吃，如果此时妈妈任由宝宝想吃就让他吃，那么很可能就会"冻"伤了脾胃。这就是我们要说的食物为什么会成为脾胃受寒的最大威胁，因为这些"冷"的食物都会带着寒气进入胃中，大量或者长期吃的话，非常容易损伤胃气和脾阳。其实我们成人在吃过雪糕之后，很快就能感到胃中发凉，而且还不想吃东西，有些人吃过之后甚至很快会拉肚子，就是因为脾胃受寒了。

在此我们说的"冷"的食物，不仅指这些冰棍、雪糕等，还指一些寒凉性的食物。食物有温、热、寒、凉、平五种属性，而其中寒、凉属性就属于"冷"的食物。水果大多都属于寒凉性的，比如香蕉、西瓜、梨、脐橙等，生菜、芹菜等蔬菜也属寒凉；大麦、小麦、绿豆、荞麦、薏米等，也属于寒凉性；海鲜类产品，除了虾、鲍鱼等极少数属于温热性外，其实大部分都是寒凉的，比如螃蟹、蛤蜊、生蚝等，海带、紫菜、莲藕等水产品也属于寒凉食物；肉食类的食物，猪皮、鸭蛋、鸭肉、兔肉等，也是寒凉的。

这些食物也不是完全不能给宝宝吃，对于胃中有实热的宝宝来说，妈妈更应该给他吃些寒凉性的食物以去胃热，但对于脾胃虚弱的宝宝来说，妈妈还是避免给宝宝吃这些寒凉性食物。

除了食物以外，晨起喝凉白开的习惯，也会伤及阳气，损伤脾胃，因此最好喝温开水。还有一种对脾胃可以造成伤害的寒凉东西——抗生素，西药中的消炎大家。但是可能有些家长也有感受，在用过一段时间的抗生素以后，胃肠会出现不适感，比如胃痛、胃胀，或者食欲不振、腹泻等，这就是因为抗生素会刺激胃肠，损伤阳气，伤脾胃。所以孩子生病发炎，还是少用抗生素为好。

怕生：脾胃养生，煮熟了再让宝宝吃

前面我们说了脾胃怕撑、怕冷，接下来我们再说说脾胃有"三怕"之一的"生"。

"生"指的就是生瓜果、生吃的蔬菜，以及生硬的、不容易消化的食物等，这些食物吃进胃里以后，会损伤胃肠黏膜，加重脾胃消化负担，进而让脾胃功能减弱，这对于脾胃功能本就不够强壮的宝宝来说，无疑是雪上加霜。因此，妈妈尽量避免给宝宝吃"生"的食物。

但是给宝宝禁食生的瓜果、蔬菜等，也不现实，而且也不符合养生的原则，因此，妈妈就要想想办法，看怎么能将生瓜果等的不利因素尽量规避掉。就像水果，直接给宝宝吃损伤脾胃的话，可以榨成果汁，加些热水温热后再给宝宝喝，而且还可以在其中加入牛奶、维生素片等，不仅解决了水果的生冷性，同时更适于肠胃的吸收。不过果汁的温度不宜过高，否则会破坏其中的营养成分。不仅水果，蔬菜除了可以煮着吃以外，也可以榨汁给宝宝饮用，比如芹菜等。

另外，水果还可以煮着吃，比如可以将寒凉性的梨放些冰糖蒸着吃；可以将橙子加适量盐蒸着吃，也可以直接将橙子蒸过之后，放些蜂蜜来吃；还可以将甘蔗、荸荠等用水煮过吃等。

总之，妈妈要尽量少给宝宝吃生的食物。

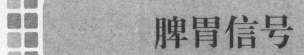

脾胃信号

脾胃出现问题，会有一些症状表现出来，这些就可以当作我们了解脾胃问题的信号，比如宝宝睁眼睡觉，宝宝胀气，没有胃口，或者宝宝流口水、有口臭等，都表示脾胃受损、虚弱了。妈妈要及时给宝宝调理脾胃才是。

 ## 信号1：宝宝睁眼睡觉，多为脾胃失调

有些宝宝在睡觉时，眼睛不能完全闭合，而是会露出一条缝来，这让不少的家长很担忧。中医针对这种情况有专门的术语，叫作"睡卧露睛"，认为这种问题的出现，主要还与孩子的脾胃功能失调有密切关系。

前面我们说过了，宝宝的脏腑发育还不完善，各脏腑的功能还很柔弱，正处于生长发育的状态中，脾胃也不例外，一样处于柔弱的状态。但是宝宝发育需要大量的营养物质，这还需要脾胃不断从食物中摄取，这就给脾胃造成了很大的压力和负担。因此，在解决宝宝睁眼睡觉的问题上，还要从调理脾胃上入手。

调理脾胃的方法有很多，对于小宝宝来说，可以在医生的指导下，服用一些调理脾胃的中药，但要适量；在饮食上多给宝宝吃一些容易消化的流质、半流质食物，比如小米粥等，不仅不会伤脾

胃，还会养脾胃；穴位按摩也是一种调理脾胃的好方法，下面就来为各位妈妈分享一种。

妈妈用一手食指和拇指轻轻捏住宝宝的大拇指，然后用一手拇指或食指的指腹，按摩脾土穴。脾土穴位于拇指桡侧边缘，因此妈妈也可以沿着拇指桡侧边缘向掌根方向直推，这样就可以起到刺激脾土穴的作用。每天可以不定时推摩，不过如果能够在上午9~11时这个时间段给宝宝推，效果更好，因为此时段为脾经当令，推摩脾土穴的话，可以起到最佳的效果。

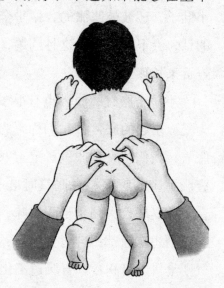

捏脊，也可以帮助宝宝调理脾胃，妈妈们不妨多给孩子捏捏。

让宝宝趴在床上，保持背部平直，妈妈将两手搓热，用大拇指与食指向上慢慢捏起皮肤，同时向上轻轻地捻动。两手交替进行，沿脊柱两侧自长强穴（在肛门后上3~5厘米处）向上边推边捏边放，一直推到大椎穴附近，完成捏脊1遍。捏脊一共进行6~7遍。最好每捏3下将背部皮肤向上提一下。但不要捏得太紧、太重，捻动保持直线前进，不歪斜。于每天起床前和睡觉前捏脊即可，以3~5分钟为宜。

另外，对于睁着眼睛睡觉的宝宝，妈妈一定要注意不能再给他吃容易损伤脾胃的食物，比如冰冻食品，也不能让宝宝有不良的饮食习惯，诸如暴饮暴食、饥一顿饱一顿、吃饭不规律等习惯，都要及时给宝宝改正过来，以避免再加重对脾胃的伤害。

信号2：胀气，没胃口，多因脾胃受伤

在抚养孩子的时候，妈妈们经常会遇到这样那样的问题，比如有的孩子平时吃饭本来挺好的，但突然就不愿意吃了，摸一摸他的小肚子，还鼓鼓胀胀的，似乎全都是气。如果孩子此时有放屁现象的话，会很臭。针对这种问题，如果带孩子看医生的话，医生就会告诉家长孩子胀气了。

小孩子胀气，原因也有很多，其中有两种最为常见，一种是因为受凉引起的胀气，我们称它为寒胀气；另一种是因为伤食引起的胀气，我们叫它食胀气。宝宝寒胀气的话，一般肚子会咕噜噜响，腹胀厉害，腹痛；食胀气时肚子会显得很安静，没有咕噜噜的声音，放臭屁，大便也是酸臭味，宝宝经常会哭闹。不管哪种胀气引起的不想吃饭都跟脾胃受伤有关。寒胀气表现为脾胃受寒，而食胀气则是胃内有积食，胃肠道消化不良。

寒胀气引起的不想吃饭，妈妈可以及时给宝宝保暖，尤其是腹部。可以让宝宝洗热水脚，让热水的暖气将凉气不断往上赶，让胃中的寒气也开始向上，通过不断打嗝排出体外；洗完脚后，让宝宝直接进入暖和的被窝中，妈妈最好再给宝宝灌个暖水袋，放在腹部暖胃，出现打嗝或放屁，胃就慢慢恢复正常了。

如果是因为积食引起的胀气，妈妈可以用山楂和萝卜给宝宝熬萝卜山楂水。萝卜有泻火通气的作用，而山楂有消食除滞的作用，两者合在一起，就能治疗因为积食引起的胀气。方法：白萝卜、山楂各50克。将白萝卜和山楂洗净，萝卜切丝，和山楂一起放入锅中，加水约500毫升，大火熬开，小火熬半小时即可。熬好的水可以倒入暖瓶中保温，不要加糖，年龄越小的宝宝，每次服用量越要少，1周岁内的婴幼儿以50毫升开始，以后慢慢加量，直到症状消除；大些的孩子可以多喝一些，100毫升左右，也可以慢慢加量。如果没有新鲜的山楂，也可以用山楂片，不过在煮前，要先泡半个小时。

信号3：睡觉流口水，说明脾胃虚

对于正在长牙齿的宝宝来说，流口水再正常不过了，但是如果宝宝的牙齿已经长全了，还会大量流口水，特别是睡觉的时候会大量流口水，这就有可能是宝宝的脾胃虚了，妈妈应及时到医院去给宝宝做个诊断。

中医学认为，"脾主肌肉"，说的是肌肉弹力强弱，跟脾的功能好坏有关；而中医又说，"脾开窍于口"，"脾在液为涎"，涎，就是我们说的口水。中医学认为，它是出于脾而溢于胃的。脾功能正常的情况下，嘴巴的肌肉弹力正常，双唇开合正常，涎液到嘴中以后，不会流到嘴外。但是一旦脾胃虚弱，功能失常的话，肌肉弹力不足，往往张着嘴睡觉，口水也就向外流了。

不过，流口水虽然与脾有关，但也有不同原因，有可能是脾虚引起的，也有可能由脾热引起，两者的症状不一样，调理方法也不一样，因此，妈妈们还需要在医生的指导下，为宝宝辨证调理。

脾虚引起的流口水现象，一般口角处流涎，量多且清稀，一直不断，面色苍白、萎黄，形体较瘦，舌质淡，苔薄白。调理时要补脾气，可以在食物中选择山药、大枣、粳米、小米、牛肉等。也可以在医生的指导下，给宝宝适量服用一些中药，比如固元膏，每天吃2次，每次吃1勺，用温开水化开，给宝宝服用，流口水的现象很快就能止住。

因为脾热引起的流口水，多表现为白天不断吞咽，夜晚则流口水严重，而且这种口水一般有苦味，浸渍的枕套，干燥后会发硬。这种流口水症状在调理上就需要清泻脾热，可以在医生的指导下服用泻脾散；也可以适量吃些西瓜、绿豆等食物清热。

宝宝如果患了口腔炎、口腔溃疡等，也会出现流口水现象，因此，宝宝流口水时，妈妈还要先仔细观察一下，看是不是因为口腔内有炎症的发生。

信号4：口中异味，胃肠病的"播报员"

家长们肯定都知道，成人在胃不好的时候，口腔经常会出现异味，就是口臭。其实，宝宝也会出现口腔异味。

出现口腔异味原因有很多种，其中一种就是胃肠功能紊乱。胃肠功能紊乱，不能正常消化吸收和排泄，积食、消化不良、便秘等症状就都出现了。该消化的不能完全被消化，该排泄的又排泄不掉，长时间瘀积在胃肠道中，就会生湿生热。中医学认为，"脾主升清，胃主降浊"，说的是脾气主升，胃气主降，摄入胃中的食物，通过脾胃的升清降浊功能，才得以真正做到"取其精华，去其糟粕"。脾主升清的功能正常，水谷精微物质才能依赖脾气上输和生化，供给全身所用；胃气降浊的功能健运，也才能将初步经过消化的食物残渣继续推向下行。一旦脾胃为湿热之邪所困，就会导致脾气不升，胃气不降，从而出现口臭、胃酸、便秘、呕吐等胃肠病症。所以，宝宝一旦口腔有异味了，就很可能提示胃肠出现病症了。

宝宝的胃容量小，如果妈妈一味让宝宝多吃，吃过之后又不能及时被消化掉，或者妈妈总给宝宝吃一些不易消化的油腻食物，也会生湿生热，影响脾胃功能，导致胃肠病症。

不过因为引起口臭的原因很多，对于脾胃功能失健导致的胃肠病引起的口臭，一般会有一股臭鸡蛋味，这是因为内容物长久积留在胃肠道中，会产生一种叫硫化氢的气体，这种气体会发出一股臭鸡蛋味。

此外，妈妈如果没能帮宝宝养成一个清洁口腔卫生的习惯，也可能会产生异味。比如宝宝吃过甜食，或者喝过牛奶后，妈妈或者宝宝自己没有及时清洁口腔，刷干净牙齿，或者婴幼儿溢奶，嘴中有残留的奶液，都会滋生细菌，出现异味。

一些病症，比如口腔炎症、肝炎、肺脓肿等，也可能会导致口臭，但这种口臭味是与胃肠病引起的臭鸡蛋味不同的，但不管哪种原因引起的口臭，如果持续不断，妈妈就应及时带宝宝就医诊断，以查明原因。

温馨提示

　　妈妈要给宝宝做好口腔护理。对于出牙前的宝宝，妈妈可以用干净的纱布缠在手指上，蘸些温开水或者淡盐水，在宝宝喝完奶后，帮宝宝轻柔地擦牙龈、舌头、上腭、颌底。出牙后，开始先帮宝宝用牙刷或牙线帮宝宝清洁口腔，当宝宝学会自己刷牙后，就要让他每天刷牙2次。

荤养脾胃

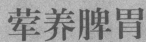

很多食物都具有养脾胃的作用，在荤食当中，鸡肉、牛肉、羊肉、驴肉等，都具有健脾养胃的作用，妈妈不妨多给宝宝吃一些。

鸡肉，健脾养胃，全身都是宝

有些宝宝精神疲乏，没有其他宝宝那么有活力，这可能是脾胃气虚引起的，养好了脾胃才能让宝宝活力十足，健康成长。

鸡肉就是一剂健脾养胃的良药，老百姓向来都将它称为"济世良药"，中医学认为，鸡肉具有温中益气、补精填髓、益五脏、补虚损等

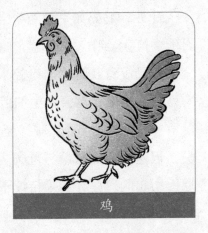

鸡

功效，脾胃气虚、阳虚引起的精神不振、乏力、胃脘隐痛、虚弱头晕等，都可以通过吃鸡肉加以调理。《本草纲目》中就记载了鸡肉的众多疗效，其中一个就是说鸡肉可以养脾胃的："脾胃弱乏，人瘦黄瘦。同黄雌鸡肉五两、白面七两，做馄饨，下五味煮熟，空腹吃。每天一次。"说脾胃虚弱的人，可以吃鸡肉，补虚损。如果用现代医学的说法，那么经常吃鸡肉就可以提高机体免疫力，减少疾

病的发生。因此，妈妈不妨在平时给宝宝做饭时，经常将鸡肉纳入食谱中。

鸡可谓全身都是宝，除了鸡肉以外，鸡肝、鸡肾、鸡心、鸡胆、鸡内金等，都有良好的养生保健作用。其中鸡肝具有养血明目、益肝养肝的作用；鸡心可以补心镇静；鸡胆能清热解毒；鸡内金则是良好的健脾养胃、消食的良药。

鸡肉以草鸡肉营养价值最佳，而在草鸡中，又属乌鸡最优。鸡肉的吃法也很多，蒸煮、煲汤、腌制、风干都可以。妈妈在给宝宝烹制时，最好用蒸煮和煲汤法。下面我们就为各位妈妈推荐两道营养丰富、美味可口的鸡肉餐。

玉米鸡汤

【原料】鸡肉50克，甜玉米粒2大匙，高汤适量。

【做法】将鸡肉洗净剁成末，然后与甜玉米粒、高汤一同放入搅拌机中搅打成糊；然后倒入锅中，煮沸5分钟即可。

【功效】健脾养胃，补中益气。非常适合脾胃虚弱的宝宝食用。

这款鸡汤更适合正在添加辅食的宝宝食用，不仅味美，还非常容易被消化吸收。对于稍大些的宝宝，可以直接将鸡肉末和玉米粒连同高汤一同煮，煮至肉熟、玉米粒熟软后即可。

香菇鸡肉粥

【原料】大米、鸡肉各50克，香菇2朵，精盐适量。

【做法】大米淘洗干净；香菇洗净剁碎；鸡肉洗净，剁成泥；锅中倒油烧热，加入鸡肉泥和香菇末翻炒几下后盛出；锅中加水适量烧沸，加入大米和盛出的鸡肉泥、香菇末，按常法熬煮成粥，最后加适量精盐调味即可。

【功效】温中益气，补虚填精，健脾胃，活血脉，强筋骨。对营养不良、畏寒怕冷、乏力疲劳、贫血、虚弱等有很好的食疗作用。

现代医学研究认为，香菇中所含的某种物质可以转化为维生素D，促进钙的吸收，能够增强宝宝抵抗疾病的能力，还可以促进宝宝骨骼和牙齿的生长。

这款粥非常适合八九个月的宝宝食用。稍大的宝宝就更可以吃，但可以直接将鸡肉和香菇切成小块与大米一同熬煮即可。

鸡肉属于温性食物，所以对于体内有热的宝宝来说，就不适宜吃了。

牛肉，宝宝补脾益气的"宠儿"

提到牛肉，大家可能马上会想到西方人吃牛排的场景，的确，牛肉确实可以补给他们足够的能量，让他们显得更健壮，更有力量。但牛肉不仅是西方人的最爱，一样是我们中国人喜爱的肉食之一，而且对调理宝宝的脾胃来说，牛肉可以起到非常好的功效。

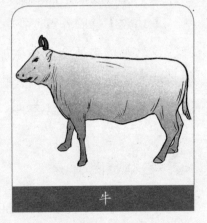

牛

俗语说，"牛肉补气，羊肉补形"，中医学认为，牛肉有补气的功效，而且是专补脾胃之气，对气血两亏、久病体虚的人有很好的调养作用。《医林纂要》认为："牛肉味甘，专补脾土。脾胃者，后天气血之本，补此则无不补矣。"说的就是牛肉是专补脾的，但脾胃又是人的后天之本，只要脾胃的气血旺盛，全身的气血都能得到补益，因此，牛肉有补益全身之气的作用。所以脾胃虚弱、气血亏虚的宝宝，妈妈不妨经常给他做些牛肉饭。

牛肉的做法很多，煎、炖、烤、烧等都可以，不管怎么做都美味。对于宝宝来说，用牛肉与大米一起煮粥再合适不过了。

牛肉粥

【原料】大米、牛肉各100克，葱段、姜片、精盐、黄酒、五香粉各适量。

【做法】牛肉洗净，剁成肉末；大米淘洗干净；锅中加水适量，放入葱段、姜片、牛肉末、黄酒、五香粉煮沸，捞出葱、姜，倒入大米煮粥，待粥熟后，加精盐调味即可。

【功效】补脾胃，益气血，除湿气，消水肿，强筋骨。虚弱的宝宝常吃此粥，可以令脾胃健壮，气血充盈，筋骨强健。

这款粥更适合2岁以上的宝宝食用。大米作为我们的主食之一，本身就是补中益气、健脾养胃的佳品，与牛肉一起吃，两者的作用合而为一，补脾益气的效果就能发挥得更为完美了。

将牛肉作为主菜来吃的话，大家平时更喜欢将牛肉与土豆、黄豆等一起搭配炖、焖等，比如牛肉焖黄豆就非常适合长齐牙的宝宝食用，可以起到补脾益气的作用。

牛肉焖黄豆

【原料】牛肉、黄豆各200克，油、葱、姜、蒜、精盐、白糖、水淀粉、香油、番茄汁各适量。

【做法】将黄豆洗净，事先用清水浸泡3~5个小时，放入锅中加水煮熟（煮黄豆的汤保留）；牛肉切片，用精盐、白糖、番茄汁抓匀腌制；葱、姜、蒜切末；锅中倒油，爆香葱、姜、蒜末，放入牛肉、黄豆、黄豆汤、精盐，开始焖煮牛肉，至牛肉熟后，用水淀粉勾芡，淋上少许香油即可。

【功效】健脾开胃，补益气血，补虚养身。非常适合脾气虚弱的宝宝食用。

牛肉虽然很适合给宝宝补脾益气食用，但因为其中所含的纤维较粗糙，且不易消化，因此，对于消化能力还不是很强的宝宝来说，不能多吃，也不能常吃，一般一个星期吃一次就可以了。

另外，牛肉分黄牛肉和水牛肉，黄牛肉补气效果更好，不少中医典籍中甚至将它与补气的黄芪相提并论；而水牛肉在降血糖方面效果更优。

羊肉，温补脾胃，宝宝吃对身体棒

说到肉类食物，大家对羊肉的喜爱恐怕一点儿也不比猪肉差，尤其是美味的烤羊肉、涮羊肉更是被大家喜欢。

羊肉不仅味美，更重要的是，它具有良好的养生功效，对脾胃也有健养作用。中医学认为，羊肉具有补体虚、祛寒冷、温补气血、益肾气、补

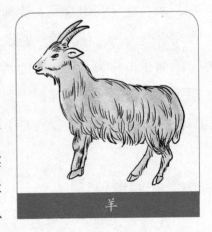

羊

形衰、开胃健力、助元阳、益精血的作用。李时珍在《本草纲目》

中说，羊肉"暖中补虚，补中益气，开胃健身，益肾气，养胆明目，治虚劳寒冷，五劳七伤"，由此可以看出羊肉的养生功效。

羊肉性温，因此对于脾胃的补益还在于温补，对于因为阳虚引起的脾胃虚寒、腰膝酸软冷痛、腹部冷痛等症，有很好的疗效。不过羊肉虽然肉质细嫩，但却不容易消化，因此，对于1周岁内逐步添加辅食的宝宝来说，还是尽量避免吃羊肉，对于稍大些的宝宝，也尽量选择最适宜宝宝脾胃消化的烹调方式，比如可以熬煮羊肉汤、羊肉粥等。

🍃 羊肉汤

【原料】羊肉200克，香菜、香油、姜、葱、精盐、花椒、桂皮、陈皮、草果、白芷、酱油各适量。

【做法】将羊肉洗净切块，锅中加水，放入羊肉氽透，去除血沫，将汤弃掉不用；另加清水，煮沸，将花椒、桂皮、陈皮、草果、白芷用布袋装起来，与姜（洗净切片）、葱（洗净切段）、精盐、酱油一同放入锅中，煮约2小时以上，将羊肉捞出切薄片，放入碗内，加入香菜（切末）和香油，再加少许汤就可以食用了。

【功效】补虚祛寒，温补气血，益精血。滋补功效极强，适宜脾胃虚寒、阳虚怕冷的宝宝食用。

如果这样吃感觉宝宝还是难以消化的话，妈妈可以让宝宝喝些羊肉汤，也可以将羊肉剁成末，然后熬肉汤。

🍃 羊肉粥

【原料】羊肉、小米各50克，精盐、姜各适量。

【做法】羊肉洗净，剁成肉末；小米淘洗干净，姜切末；锅中加水烧沸，倒入小米、羊肉末、姜末一起煮粥，待粥将成时，加入精盐调味即可。

【功效】温补脾胃，益气养血，滋养肾气。非常适合脾胃虚寒、怕冷的宝宝食用。

因为羊肉属于温热性质，所以凡是有热盛症状的宝宝，比如牙痛、便秘、咽痛、痰黄、尿痛的宝宝，都不宜食用羊肉。

羊肉膻味重，有些宝宝可能不太喜欢吃，妈妈可以事先做一下处理，将膻味去除。将白萝卜整个切成较厚的块，并戳上几个洞，放入冷水中和羊肉同煮，滚开后将羊肉捞出，再单独烹调，这样就可以去除膻味了。还可以放入一些米醋与羊肉一起煮，煮开后捞出羊肉烹调，也可以去膻味。

 ## 驴肉，益脏腑，是宝宝的好食材

俗语说，"天上龙肉，地上驴肉"，将驴肉与天上的龙肉相比，这无疑是对驴肉的最高褒奖了。当然，不可能平白无故就给驴肉这么高的评价，单纯从那些很不起眼的驴肉火烧店，里面坐的满满当当的人，还有排队等候的人，就能看出驴肉的味道鲜美。

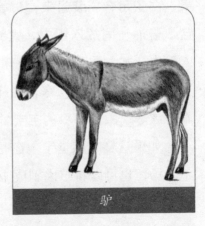

驴

当然，驴肉这么受宠，还不仅在于它的肉质鲜美细嫩，它更具很高的营养价值以及滋补强身功效。中医学认为，驴肉具有补血益气、护肤养颜、滋阴壮阳、养心安神等功效，《本草纲目》中就对驴肉的功效有记载，说它能"解心烦，止风狂，补血益气，治远年劳损"。孩子吃驴肉，则可以补益气血，健养脾胃。

中医学认为，脾胃是气血生化之源，驴肉补益气血，气血充盈，就减轻了脾胃的负担，这就起到了养脾胃的作用。

现代医学表明，驴肉属于高蛋白、多氨基酸、低脂肪、低胆固醇的肉食，其中蛋白的含量在所有肉类中居首位。而且驴肉中含有的18种氨基酸，与人体对氨基酸的需求较为相符，是一种优质动物蛋白资源。其中，驴肉的赖氨酸、组氨酸和天冬氨酸也高于其他肉类的含量，赖氨酸是促进宝宝生长发育的重要物质，同时还可以提高钙吸收以及钙在体内的积累，能够加速骨骼生长，也是合成大脑神经再生性细胞等重要蛋白质所需的必需氨基酸。不光是赖氨酸，组氨酸也对新生儿及儿童生长发育起着非常重要的作用。因此，宝宝非常适合吃驴肉。

有句谚语叫作"要长寿，吃驴肉；要健康，喝驴汤"，对于脾胃功能不够强壮的宝宝来说，喝驴汤就很适合了。下面我们来看看驴肉汤的做法。

🍃 驴肉汤

【原料】驴肉500克，驴骨头300克，香葱2棵，生姜、大料、香油、精盐各适量。

【做法】将驴肉和驴骨头用清水洗净，香葱洗净打结，生姜洗净拍松，香菜洗净切末；将驴肉、驴骨头放入大锅中，加香葱结、生姜、大料，用小火煮，至驴肉熟烂时捞出，切片；待汤汁呈乳白时，再放入驴肉片烧开，加入精盐、香油调味即可。

【功效】补气养血，养心安神。此汤最适合气血不足者作为滋补汤食用。这款汤比较清淡，因此，添加辅食阶段的宝宝也可以适量食用。

因为驴肉细嫩，容易消化吸收，因此对于稍大些的宝宝就可以和成人一样吃驴肉了，比如店内卖的驴肉火烧就可以买来给宝宝吃，如果觉得外面不卫生的话，妈妈还可以自己给宝宝红烧驴肉。

红烧驴肉

【原料】驴肉750克，大枣10枚，桂皮、八角、麻油、干辣椒、精盐、姜、白糖、醋、老抽各适量。

【做法】将驴肉洗净切好，在沸水锅中焯水捞出，用清水洗净；干辣椒切段，姜切片；大枣洗净；锅中加入麻油烧热，姜爆香，倒入桂皮、八角，爆香后，倒入驴肉爆炒，加精盐和白糖、醋以及老抽，焖2分钟后，与大枣一同放入砂锅中煲半小时左右，待到驴肉熟后即可。

【功效】补益气血，滋阴壮阳，养心安神。最适合气血不足的人食用。

我们在此为妈妈推荐的这道菜加入了大枣，更增强了补益气血的作用，如果宝宝有贫血的现象，还可以加入适量的当归，对补益气血、健脾胃更有助益。

虽然"天上龙肉，地上驴肉"的褒奖并非空谈，但驴肉性凉，因此妈妈不能给脾胃虚寒的宝宝吃。

素养脾胃

素食也有健养脾胃的佳品，比如山药、小米、红枣、莲藕等，都是养脾胃的好食材。妈妈平时要多将这些食物搭配在宝宝的膳食中。

 ## 山药，健脾养胃，当饭吃的"良药"

想要养护好宝宝的脾胃，就不得不提到山药。

山药是药食两用之物，不仅含有较多的营养成分，又容易被消化吸收，已经被人们作为日常食物长期食用。中医学认为，山药性平，味甘，入脾、肺、肾经，具有健脾养胃、益气养阴等作用，《本草纲目》说它

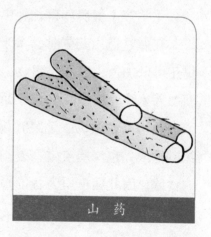

山　药

可以"益肾气，健脾胃"，因此妈妈常给宝宝吃点山药，可健脾养胃。许多滋补方中都能看到山药的身影，比如从明代流传至今的八珍糕，就是以山药、山楂、麦芽等8味中药研末后与米粉一起制成的糕，主要用于宝宝出现脾胃虚弱、食少腹胀、面黄肌瘦、便溏泄泻等症的调理，而且效果非常显著。

现代医学研究表明，山药中的主要成分为淀粉酶，能刺激胃肠

道运动，促进肠内物排空，增加小肠吸收功能，有助于消化。所以脾胃不好、精神不振、不思饮食的宝宝，妈妈们可以在给宝宝做饭时，常加点山药。

山药的做法很多，煮、炖、蒸等都可以。比如用山药煮粥，就可以对宝宝的脾胃起到良好的健养作用。

山药粥

【原料】山药150克，大米50克。

【做法】将山药洗净去皮，切成小块；大米淘洗干净；锅中加水适量，煮沸后倒入淘好的大米，大火煮沸后，加入山药块，继续煮至粥成即可。

【功效】健脾养胃，补中益气。

在做这道山药粥时，大米可以用小米、燕麦片等代替，而且粥里还可以加入一些豆类食物。同时，还可以根据宝宝的喜好，在里面加入冰糖、白糖或精盐等调味。

也可以在做汤、炖菜时放入山药，比如用山药和排骨一起炖，味道香浓，也深受宝宝喜爱。另外，色彩鲜艳的饭更容易引起宝宝的食欲，因此在这里为各位妈妈推荐一道什锦山药。

什锦山药

【原料】山药150克，青椒、红椒各1/4个，玉米粒、油、白糖、精盐、水淀粉各适量。

【做法】将山药去皮洗净，青椒、红椒洗净，分别切成玉米粒大小的丁；锅中加水烧沸，将山药粒和青椒粒、红椒粒焯水，捞出过凉；锅中放少许油，下山药粒、青椒粒、红椒粒、玉米粒，翻炒片刻后加少量水烧开，然后加入白糖、精盐，最后用水淀粉勾芡即可。

【功效】健脾养胃，补肾益肺。非常适合脾虚泄泻、食少倦怠、气短自汗、肺虚久咳的宝宝食用。这道菜色彩鲜艳，口感脆嫩，很容易勾起宝宝的食欲，因此非常适合宝宝食用。且烹调简单，用时也很短，妈妈们可以将其作为给宝宝食用的素食之一。

还在长牙期的宝宝，妈妈们也可以将山药蒸煮后，搅烂成泥喂给宝宝吃。还可以将干山药打成粉，加水煮成山药糊给宝宝吃。一次最少50克，每天吃2顿，连续吃一周左右就能见到效果。

需要注意的是，药店中卖的山药多用硫磺熏过了，因此如果从药店买山药的话，需要反复泡洗后再给宝宝烹调。不过市场中一般都有山药卖，妈妈们可以买回来，因为是鲜山药，可以给宝宝吃的量大一些。

 ## 小米，养脾胃，宝宝必吃的"口粮"

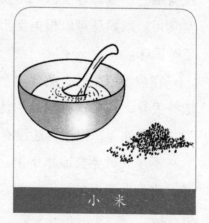

小米养人，这是被国人公认的。生完孩子的妈妈，身体非常虚弱，为了补益生产时损耗的气血，产妇最需要补益，但又不能吃太刺激的滋补品，因此红糖小米粥就成了最佳的滋补品。尤其是北方的妈妈们，坐月子时总少不了这一道"补品"。

小米不光对产妇，就是对宝宝也具有补益的作用。在贫苦的年代，缺吃少喝，宝宝出生后，往往没有足够的奶水吃，而小米就承担起了这一责任，将宝宝养得壮壮实实的。即便是在高级、名贵滋补品满天飞的今天，小米一样是人们不可多得的滋补佳品。

说了这么多小米补益的好处，其根本还是对脾胃的补益。《食鉴本草》中说："粟米粥，治脾胃虚弱，呕吐不能食，渐加羸瘦，用粟米白面等分，煮粥汤而食，养胃气。"粟米也就是小米，可见小米对健脾益胃、养胃气，以及对脾胃虚弱引起的呕吐、食欲不振、身体羸瘦等都有很好的调治作用。有些专家将小米称为"天下第一宝贵天然的补益食物"，一点儿都不为过。因此，妈妈们不用天天为给宝宝吃什么发愁，简单地熬点小米粥就能给宝宝补益。

🌱 小米粥

【原料】小米150克。

【做法】小米淘洗干净，砂锅放适量水，烧沸，放入淘洗好的小米，然后煮滚转小火煮至小米烂熟，粥黏稠即成。

【功效】健脾养胃，补益虚损，和中益肾。适用于脾胃虚热、反胃呕吐、泄泻等症。小米粥可以当作早、晚餐给宝宝食用，可经常食用。妈妈还可以根据宝宝的喜好，加入适量的冰糖、红糖、蜂蜜等调味。

在熬小米粥时，粥面上会浮起一层粥油，有不少的妈妈会将其撇掉丢弃，其实这种粥油的营养价值很高，甚至有养生学家将它称为"代参油"，很适合还没有长牙或者长齐牙的小宝宝食用。

不少人煮粥会凉水下米，这样煮出来的粥味道不佳，口感也不好，熬小米粥也是，一定要等到水沸后再下米，这样熬出来的米粥更香糯。

除了熬粥，用小米和大米一起焖制的二米饭也是宝宝非常喜欢吃的主食。

二米饭

【原料】小米、大米各50克。

【做法】将大米和小米淘洗干净，一同放入电饭煲中，接通电源，按下煮饭键，待饭焖好即可。

【功效】健脾胃，益气血。此品是体质虚弱宝宝的滋补佳品。

二米饭黄白相间，香味浓郁，非常诱人，很受宝宝欢迎，且因为营养丰富，不少幼儿园的营养餐中都有这一餐。

不过，小米虽然好，但却不能完全以它作为主食食用，尤其不能顿顿都以小米为食，因为小米中蛋白质的氨基酸组成并不理想，赖氨酸过低而亮氨酸又过高，因此在熬煮时还要注意搭配，比如山药、红枣、莲子、南瓜、红薯等食材，都可以和小米一起熬煮，不仅能够增强健脾益胃的效果，同时营养更全面。

红枣，宝宝的脾胃"营养素"

红枣，大家都非常熟悉，是很多人都爱吃的一种休闲食品，素有"百果之王"的称号。自古以来，红枣一直被历代医家列为补身佳品，现代养生家们也提倡平时多吃枣，可滋润脾胃，提振元气，增强免疫力对抗疾病的功用。因此，妈妈平时可以给宝宝吃些红枣。

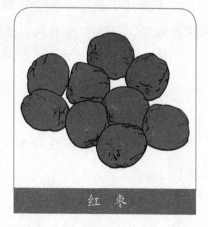

红枣

中医学认为，红枣具有补脾益气、养血安神的功效，是安中益气的良药。《本草纲目》中记载："枣味甘，性温，和阴阳，调营卫，生津液，通九窍，健脾胃，益肝肺，助经脉，补血安神。"无论生食熟吃，都具有养颜补血、益气生津、和肝养胃、软化血管、促进食欲、增强记忆力的功效，是天然滋补食品。红枣又属于甘味的食物，在中医理论中，甘入脾，说甘味的食物养脾，所以红枣是补脾胃的食物，尤其适合脾胃虚弱的人食用。

现代医学研究发现，红枣中维生素C含量非常高，被誉为"天然维生素丸"，每天吃几颗枣，可以保持气色红润，不显老。民间就流传"一天吃仁枣，终身不显老"的说法。宝宝每天吃枣的话，可以提高抵抗力，减少感冒等病症的发生。而且红枣中含有大量的铁元素，铁是身体造血的重要原料。

如果宝宝因胃肠道功能不佳，导致的蠕动力弱及消化吸收功能差时，妈妈就可以用红枣给宝宝熬汤喝。

红枣汤

【原料】红枣15枚。

【做法】将红枣洗净，撕碎，入砂锅，加水2碗，浓煎成1碗。吃枣喝汤，早晚空腹食用。连服7日左右。

【功效】补脾胃，益气血。适用于脾虚便溏、胃虚食少、气血不足以及过敏性紫癜、血小板减少等症。

红枣皮非常坚韧，里面的营养物质不容易析出来，因此在熬汤之前，先将红枣撕碎或在枣皮上划几道口，这样就便于营养物质的析出了。

红枣粥

【原料】粳米100克，红枣10枚，冰糖适量。

【做法】将粳米和红枣洗净，锅中加水适量煮沸后，将洗好的粳米和红枣一同放入锅中，大火煮沸后，转小火继续煮至米烂粥熟，然后加入冰糖至溶化即可。

【功效】健脾益胃，补气养血。适合脾胃虚弱、贫血、胃虚食少等症的宝宝食用。

红枣除了可以单独煮汤、熬粥外，还可以与中药材搭配，治疗多种病症，妈妈可以根据宝宝的情况，在医生的指导下，给红枣找不同的搭档。比如与党参、砂仁熬汤，治脾胃虚弱、呕吐酸水、胃痛、食欲减少、倦怠无力等症；与生姜、半夏煎汤，治饮食不慎所引起的胃炎，如胃部饱胀、呕吐剧烈等症；与党参、白术煮汤，可以补中益气、健脾开胃。

红枣虽好，但也要注意不能多吃，孩子每天吃三五枚即可。红枣皮纤维含量很高，吃多了会胃胀、胃痛，因此，妈妈不要给肠胃功能不佳的宝宝吃。另外，红枣味甜，所以容易生痰生湿，所以体内有痰湿和湿热的宝宝不能吃。

 ## 莲藕，滋养脾胃，宝宝的"灵物"

有道是"荷莲一身宝，秋藕最补人"。立秋过后，鲜莲藕就成了人们餐桌上的常见菜肴。作为蔬菜被大家称道，就是在养生保健方面，莲藕也备受养生学家以及中医的青睐。就说给宝宝养脾胃方面，莲藕就可以称得上是养脾胃的灵根。

莲藕虽然很常见，但它的功效很少被人提及，这也与很多人都不清楚它的功效有关。李时珍在《本草纲目》中就曾赞莲藕："四时可食，令人心欢，可谓灵根矣。"中医学认为，莲藕具有补益脾胃、润燥止渴、安神健脑、养血益气等功效。在给宝宝食用时，最好将莲藕磨成粉，而且还具有消积食、止腹泻、开胃口、清湿热的作用，老弱病残、体虚多病者，经常会用它来滋补强身，为宝宝强健身体，滋养脾胃，最合适了。超市中有现成的藕粉，妈妈可以买来直接用沸水冲泡后，给宝

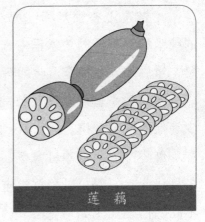

莲藕

宝食用，入口香滑，宝宝都很喜欢。也可以将买来的现成藕粉再搭配上一些不同的食材，比如银耳、水果等，让味道更丰富，宝宝也更喜欢。在此为各位妈妈介绍一道苹果藕粉。

苹果藕粉

【原料】藕粉300克，苹果400克。

【做法】将苹果洗净切细末；藕粉加水调匀，倒入锅中，用小火熬煮至透明时，加入苹果末，再继续稍煮片刻即可。

【功效】健脾开胃，益气补血。对贫血、慢性胃炎的宝宝患者有疗效。

这款苹果藕粉味道清香鲜美，可以当作点心，做宝宝的加餐食用。

莲藕也可以生吃，不过熟吃才能起到补养脾胃效果，生吃一般作为滋阴用，秋季宝宝如果出现肺燥咳嗽等症时，妈妈可以将莲藕与秋梨一起给宝宝榨汁饮用，对肺燥咳嗽效果很好。

熟吃莲藕的做法虽然很多，比如清炒、凉拌、炖汤等，但对于孩子来说，脾胃的消化吸收能力还不够完善，咀嚼起来也要有充分的耐心，因此除了藕粉以外，用莲藕炖汤是最好的吃法了。

莲藕汤

【原料】莲藕300克，猪腔骨200克，葱、姜、精盐各适量。

【做法】葱切段，姜切块拍松；莲藕洗净切块；猪腔骨洗净，与莲藕、葱段、姜块一同放入锅中煲汤；大火煮沸后，转小火继续煲1小时左右，加精盐调味即可。

【功效】健脾开胃，益气补血。

在熬煮莲藕汤时，注意在处理莲藕的时候，只用水清洗干净即可，不去皮，也不去节，节上的须也尽量保留。这款汤中加了猪腔骨，如果单纯用莲藕煮汤的话，不要加葱、姜，煮熟后直接加精盐调味就行。这样可以保留莲藕的清新甘甜味道。在给宝宝食用的时候，如果宝宝不愿意吃莲藕，那么只给他喝汤也能起到很好的作用。

温馨提示

用莲藕还可以治疗手脚冻疮。冬天喜欢在室外活动的宝宝，如果保暖不够的话，难免会冻手脚，长出一些疮疤，给宝宝带来痛苦。将莲藕蒸熟捣烂后涂在患处就是民间一个治疗冻疮的好办法，你不妨给宝宝试试。

第三章

护好肺脏，防止娇嫩惹祸端

中医学认为，肺为娇脏，居于各脏腑之上，最容易感受外邪而患病，感冒、咳嗽、肺炎等病症，都跟肺脏受病邪侵扰有关，而宝宝又非常容易患上诸如此类的病症。因此，防治疾病，妈妈还要通过饮食，将宝宝的肺脏照顾好。

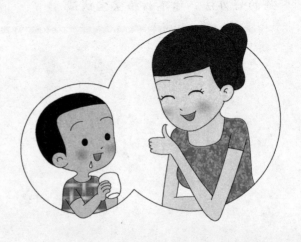

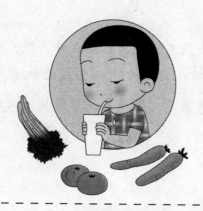

肺病信号　　　饮食有道

蔬果养肺　　　其他食物养肺

肺病信号

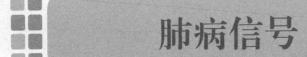

　　肺脏患了病，功能不健全，就会在外表现出一些症状，这些就是我们了解肺病的信号。比如咳嗽就有可能是肺热了，也可能是肺经阻塞了。妈妈要注意辨别，及时帮宝宝调理肺脏。

 信号1：养肺为本，别就咳止咳

　　宝宝咳嗽是很常见的一种症状，不少妈妈一见到宝宝咳嗽，就马上给宝宝吃一些止咳药物。在这里要提醒各位妈妈的是，咳嗽的起因很可能在宝宝娇嫩的肺上，要止咳，还需以养肺为本，而不能单纯地止咳。

咳嗽

　　咳嗽本质是一种自身保护性的反射，它通过一种突然的、爆发性的呼气运动，不仅可以将痰液从气管中清除掉，还可以帮助肺部清除有害污染物。不过一旦宝宝出现咳嗽，就提示着宝宝的身体出问题了。

　　引起宝宝咳嗽的原因主要有两个，一个是肺热，一个是上呼吸道感染。

引起肺热咳嗽的原因有很多，外邪袭肺，郁积肺内化热；或者饮食不节，过食肥甘，脾胃消化不好，蕴积化热，进而火热袭肺等，都会导致肺内郁热，进而炼液为痰，痰反过来又生热，让肺宣发和肃降的功能失常，所以就出现了频繁的咳嗽，痰难咳出，或者咳黄痰，同时伴有口干、咽痛、便秘、身热等症。

上呼吸道感染就是大家很熟悉的感冒。妈妈们应该都了解一个现象，那就是如果宝宝的感冒不及时治愈的话，迁延下去很快就引发咳嗽，而这种咳嗽同样属于肺热咳嗽。就是说，呼吸道感染一样会诱发肺热咳嗽。

因此，宝宝一旦出现咳嗽，妈妈不要单纯止咳，还要想到是不是肺部出了问题，一旦确定是肺部的问题，则需要清泻肺火，宣肺平喘，化痰止咳。中医对于肺热咳嗽，一般会用麻杏石甘汤、桔梗汤、苇茎汤、泻白散等来治疗，蜜炼川贝枇杷膏、蛇胆枇杷膏、小儿肺热咳喘口服液等，则是中医用于治疗宝宝肺热咳嗽的常用中成药。

不过也有一些咳嗽与肺是没有关系的，比如因为过敏体质引起的咳嗽变异型哮喘，这种咳嗽是因为过敏原刺激气道引起的过敏反应，治疗这种咳嗽还需要培补正气，积极寻找过敏原；还有因为胃食管反流引起的咳嗽，则是因为胃内容物反流到咽喉部，引起的反射性咳嗽，解决了胃部的反流问题，咳嗽也就消失了。

信号2：宝宝疼痛，肺经不通

疼痛也是提示肺部出问题的一个信号。

人体有十二正经，手太阴肺经就是其中一条。它循行于手臂内侧，起于中焦胃部，向下联络于大肠，又回过来沿着胃上口，穿过膈肌，入于肺脏中；接着由肺脏沿着气管、喉咙横行出于腋下，沿上臂内侧下行，向下经过肘窝，沿着前臂内侧前缘，进入寸口（桡动脉搏动处），沿着大鱼际边缘，出于拇指的桡侧端。出手腕后方有分支，由腕后分出，走向食指桡侧端，与手阳明大肠经相接。

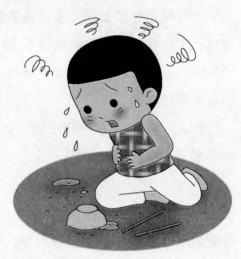

由肺经循行的路线我们就可以看出，肺经属肺，而络于大肠，与胃、气管和喉咙相连。如果肺经经气不通的话，肺经本身，以及大肠、胃、气管和喉咙都有可能会出现问题。疼痛就是其中的症状之一。比如咽喉疼痛、胸部疼痛、肩部酸痛、肩部肌肉紧绷、掌部疼痛不能触摸等，都有可能提示肺经不通了。而肺经属肺，肺经不通，又直接影响的是肺部的功能，因此宝宝如果这些部位出现疼痛，妈妈首先要想到是不是肺部问题。

如果妈妈不能确定，那么不妨沿着宝宝肺经循行的路线进行推揉，如果宝宝主诉有麻木、疼痛、发冷、酸胀等异常感觉，而且出现在锁骨上窝、上臂、前臂内侧上缘（大拇指方向）时，那无疑就是肺经不畅，肺部有问题了。

为了避免病症的发生，妈妈不妨每天给宝宝推揉肺经，直到异常感觉消失为止。最好在上午9~11时这个时段推揉肺经，此时虽然是脾经当令，但是却是肺经的同名经（都属于太阴经，凌晨3~5时属肺经当令，但此时人们都在睡觉），因此也能收到良好的效果。

温馨提示

　　妈妈帮宝宝捶背可以起到养肺的功效。让宝宝端坐，腰背自然直立，双目微闭，放松，妈妈双手握成空拳，轻轻捶打宝宝脊背中央及两侧，各捶30次。捶背时，要从下向上，再从上到下，先捶脊背中央，再捶左右两侧。

 信号3：胸闷或是肺不好的信号

　　一旦出现胸闷，很多人会想到是心脏的问题，但是检查过后没有任何问题，心律也很正常。此时就需要查查肺功能了。

　　慢性阻塞性肺病，简称慢阻肺，是一种破坏性的肺部疾病，这种病在初期的时候，几乎没有任何症状表现出来，即使表现也非常轻微。但随着病情的延续，就会出现咳嗽、咳痰等症，再然后就出现胸闷了。不过真正感觉到胸闷的时候，病情一般已经达到中度甚至重度的程度了。

　　慢阻肺症虽然不像心脑血管疾病那样，常被人提及，但在我国城市人口的死亡病因中，已经位居第四位了，每年因此病死亡的人数甚至高达上百万。因此，宝宝一旦主述自己有胸闷感，妈妈一定不要掉以轻心，一定要及时带宝宝就医检查。

　　以下一些症状，还可以帮助各位妈妈辨别到底是不是慢阻肺。

　　（1）慢性咳嗽。慢阻肺患者一般有慢性咳嗽的症状，尤其是早上咳嗽更明显，夜间会有阵咳，也有排痰的现象。

　　（2）咳痰。因为慢阻肺引起的咳痰，多出现在清晨，为白色黏液或浆液性泡沫性痰，偶尔会有血丝。

（3）气短或者呼吸困难。气短是慢阻肺很典型的特征。初期在大量活动后，可能会出现气短或呼吸困难的症状，但随着病情的加重，仅是一般的活动，甚至是休息时都有可能出现气短症状。

（4）喘息和胸闷。当慢阻肺发展到中重度时，稍一活动，就觉得气喘，而稍一活动量大，或者快走、弯腰、下蹲时，则会出现明显的喘息和胸闷。

以上这些就是慢阻肺的一些特征，妈妈可以根据这些特征确定宝宝是不是慢阻肺。但不管是不是，一旦出现胸闷，妈妈都应及时带宝宝去医院就医检查。

 信号4：失眠，别把肺脏问题当生物钟紊乱

失眠不仅属于压力大的成年人，有些宝宝也有失眠的现象，而失眠也可能提示你：宝宝的肺脏出现问题了。

有不少的宝宝晚上睡觉都挺好的，但就是一到凌晨3~5时这个时间段，总要醒过来，这也让正在此时熟睡的妈妈们痛苦不堪。不少妈妈认为是宝宝的生物钟被打乱了，晚上可能睡得太早了，白天的睡眠也可能太多了。于是就特意让宝宝晚点儿睡，甚至白天的睡眠时间也取消或者减少了。但这些都做过之后，妈妈们会发现，宝宝依然会在凌晨3~5时这个

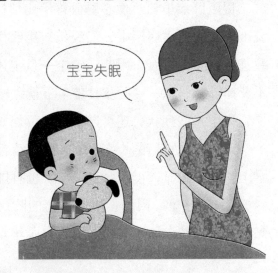

宝宝失眠

时间段内醒来。

如果宝宝出现这种情况，妈妈不要单纯地认为是宝宝的生物钟被打乱了，一定要看看是不是肺出现了什么问题。这是因为，在中医理论中，凌晨3~5时这个时间段，是肺经当令，肺经气在此时最为旺盛，气血运行至肺经，此时本应是睡眠时间，但如果总在这个时间段醒来，就表明肺经气不通，会出现各种不适反应，比如咳嗽、失眠、疼痛、胸闷等。需要及时疏通肺经，否则时间长了，就容易衍生其他病变。

针对宝宝此时失眠的问题，妈妈可以利用宝宝睡不着的这段时间，好好给宝宝做做护理。可以沿着肺经循行的路线推揉肺经，从肩部向手腕处推揉，可以用大拇指指腹用力推按20次左右，直到局部发红、发热为止。在推揉肺经的过程中，要重点照顾到几个重要穴位：列缺、太渊和鱼际。这三个穴位都是肺经上的穴位。因为推揉肺经时是按照肺经气血的流向，也就是肺经的循行路线，因此，在重点刺激穴位时，也要按这个走向，先

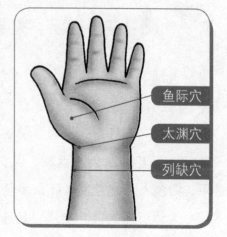

从列缺穴开始，然后是太渊穴，最后是鱼际穴。顺时针按揉这几个穴，每穴2分钟左右即可。坚持一段时间，你就会发现，宝宝在此时的睡眠慢慢地转好了。

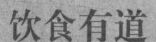

饮食有道

饮食养肺还需要遵循一定的养生原则，比如中医上讲，白色入肺，就是说白色的食物入肺经，有养肺的作用，养肺要多吃白色食物。遵循了养肺原则，宝宝的肺就能健康无虞。

肺喜白，宝宝养肺多吃白色食物

天地有五行：金、木、水、火、土；人体有五脏：心、肝、脾、肺、肾；食物有五色：白、青、黑、红、黄。根据中医五行理论，五脏对五行，分别为：肺属金，肝属木，肾属水，心属火，脾属土；而五种颜色的食物，又分别对应五脏，各自起着不同的作用，白色入肺，青色入肝，黑色入肾，红色入心，黄色入脾。

人体所需的营养物质，是任何一种单一颜色的食物都无法供给的，只有五色食物每样都吃一些，才能让营养全面，身体健康。不过既然谈到宝宝养肺的问题，因此这里我们只为各位妈妈介绍一下白色食物对肺的养护作用。

白色入肺，意思是吃白色食物可以强健肺活力，有益于肺的健康。因此，想让宝宝的肺健壮，妈妈可以多给宝宝吃些白色食物。

白色食物有很多，奶类、米面类、鱼类、鸭类、蛋类、豆腐、奶酪、山药、冬瓜、甜瓜、竹笋、菜花、莴笋、银耳、百合、白果、杏仁、莲子等，都属于白色食物。如此多的白色食物，我们不能一一为各位妈妈具体介绍，在此只介绍牛奶和杏仁两种。

牛奶是宝宝必不可少的一种饮品，各位妈妈也都知道，常喝牛奶对宝宝的身体有好处，但到底有什么好处，可能没有几位妈妈能具体描述出来。中医学认为，牛奶具有润肺生津、养胃润肠、促进发育、润泽肌肤等功效，其滋阴润燥的效果尤其好，是肺阴不足者首选的滋补饮品。

直接饮用牛奶是最为方便的方法了，不过如果能在牛奶中加入一些其他食材，比如草莓，不仅丰富了口味，宝宝更喜欢喝。下面就为各位妈妈介绍一下草莓牛奶的做法。

🌱 草莓牛奶

【原料】草莓50克，牛奶240毫升，白糖适量。

【做法】将草莓择洗干净，与牛奶一同放入果汁机中榨汁，榨汁后倒出，加入适量的白糖调味即可。

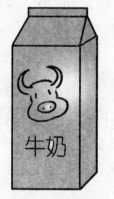
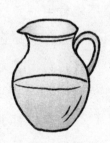

【功效】滋阴润肺，生津除燥。促进宝宝生长发育。

用这种办法还可以榨出多种不同口味的牛奶饮料，比如苹果牛奶、香蕉牛奶、柚子牛奶等。对于一些不喜欢喝单纯牛奶的宝宝来说，在其中加入一些宝宝爱吃的水果，无疑是妈妈解决这一问题最好的办法了。

再说说杏仁。俗话说："萝卜杏仁干姜梨，治咳有效不求医。"在坚果中，最滋润肺脏而补肺气的，非杏仁莫属。《本草纲目》中就说：杏仁"能散能降，故解肌、散风、降气、润燥、消积……治风寒肺病药中，亦有连皮尖用者，取其发散也"。说杏仁具有润肺、清积食、散滞等功效。所以养肺润肺，妈妈可以适量给宝宝吃些杏仁。

杏仁可以直接嚼食，也可以加入膳食中，比如可以和百合一起煮百合杏仁粥。

 百合杏仁粥

【原料】新鲜百合、粳米各100克，杏仁粉20克，白胡椒粉、精盐各适量。

【做法】百合洗净，掰成小瓣，与粳米一同熬煮成粥。起锅前，再加入杏仁粉及调味料，拌匀即可。

【功效】滋阴润肺，润肠通便。但患有风寒咳嗽、腹泻的宝宝不能食用。

杏仁有甜杏仁及苦杏仁两种，甜杏仁润肺、止咳、滑肠的功效更好，对干咳无痰、肺虚久咳等症有一定的缓解作用，很多糕点、菜肴中都会用到甜杏仁，妈妈在给宝宝润肺时，也应尽量用甜杏仁。苦杏仁有小毒，味苦，多作药用，具有润肺、平喘的功效，对于因伤风感冒引起的多痰、咳嗽、气喘等症疗效显著。

辛入肺，发汗防风寒要吃点辛味食物

根据中医五行理论，不仅五色入五脏，滋养不同脏腑，就是酸、甘、苦、辛、咸五味也入五脏，分别是酸入肝，甘入脾，苦入心，辛入肺，咸入肾。

辛入肺，就是说辛味的食物具有补益肺脏的作用。辛味指的就是辛香味，也就是我们常说的麻味、辣味，其特点就是气味浓烈，刺激性强，以调料居多，比如葱、姜、蒜、花椒、胡椒、辣椒、大料、陈皮、芥末等都属于辛味食物，韭菜、洋葱、香菜、蒜苗、茴香、萝卜等，也都属于辛味食物。

辛味食物中一些调料，比如辣椒、胡椒、芥末等，都不太适合给宝宝食用，尤其是1岁内的宝宝更不宜吃这些。不过其他的，比如葱、姜、蒜等，作为调料用在宝宝的营养餐中完全没有问题，而辛味的蔬菜，比如韭菜、茴香等，则可以放心大胆地给宝宝吃。

辛味食物都属于温热性质，具有发散的作用。《黄帝内经》中就有"气味辛甘发散为阳，酸苦涌泄为阴"的说法，就是说辛味有发散的作用。我们吃完辣椒后会辣得冒汗，就是这个原因。因此，当受了风寒或淋雨感冒后，往往喝点儿姜汤出一身汗，风寒就没有了。

宝宝抵抗力弱，很容易受到风寒等的侵袭，而肺在所有脏腑中，位置在最上面，因此，外邪入侵，首先伤的就是肺。也因此，宝宝更容易患肺病，比如咳嗽、肺炎等。不过出现类似的病症时，如果妈妈能够及时给宝宝吃点儿辛味的食物，及时将风寒除去，那么宝宝很快就能恢复健康。下面我们就介绍一道适合呼吸道感染的宝宝饮用的萝卜生姜水。

萝卜生姜水

【原料】白萝卜100克，生姜10克，冰糖适量。

【做法】将白萝卜洗净切成小块，生姜洗净切成片；将两者同放锅中，加水适量熬煮，煮至萝卜软烂后弃掉萝卜和生姜，单取汁，加冰糖调味即可。

【功效】润肺，清热，生津。可以防治呼吸道感染。

白萝卜和生姜对风寒之邪都具有良好的功效。白萝卜有下气消食、除痰润肺、解毒生津、和中止咳、利大小便的作用，生姜辛温发散，最宜除寒邪。民间自古就有吃萝卜和生姜助养生的说法，比如有"冬吃萝卜夏吃姜，不劳医生开药方"等说法。

风寒之所以会侵袭肺脏，多是因为肺阳不足的原因，因此对付风寒还是要宣肺、温肺。这时厨房中的必备之物——大葱，就能起到非凡的效果了，葱烧海参就适合宝宝润肺防风寒。

葱烧海参

【原料】大葱100克，水发海参150克，清汤200毫升，油菜心2棵，熟猪油、酱油、味精、精盐、料酒、湿淀粉各适量。

【做法】将海参洗净，用开水余一下；用熟猪油把葱段炸黄，制成葱油；海参下锅，加入清汤和酱油、味精、精盐、料酒，用湿淀粉勾芡浇于海参、菜心上，淋上葱油即成。

【功效】滋阴润肺，补肾益精。适用于肺阳虚所致的干咳、咯血以及肾阳虚的症状等。

宝宝肺阳不足，肺气虚，就容易受寒邪的侵袭，从而出现咳嗽气短等症状，而大葱性温热，可以发散风寒，温肺益气，因此肺阳不足的宝宝可常吃些大葱。给宝宝直接食用大葱，不太适宜，但与海参一起烹制过了，宝宝就容易接受了。

不过因为秋天自然之气都开始收敛了，人体的肺气也该收敛，而在五味当中，酸味具有收敛的作用，因此妈妈在给宝宝的饮食中，还应多些酸味的食物。其实中医也有秋天饮食应"少辛多酸"的理论。葡萄、山楂、柠檬、番茄、乌梅等，可多给宝宝吃些。

肺喜润，宝宝要常吃清润食物

在中医中，有"秋应肺"的理论，说的是秋天要养肺，但是该怎么养？这还要从秋天和肺在此时的特点说起。

经历了潮湿、闷热的暑夏季节，大自然中的湿热气开始收敛了，取而代之的是秋天的主气——燥气。而在五脏之中，肺就怕燥气，一旦被燥邪伤及，肺就会出现一些病症，比如干咳少痰、痰黏难咳、喘息胸痛、口鼻咽干、皮肤干燥、便干尿涩等症；如果燥邪再兼热邪的话，还会出现发热、少汗、咽喉痛等症；兼寒邪的话，会表现为恶寒发热、无汗、头身痛等症。

根据中医"燥则润之"的原则，养肺就要润肺。因此，在干燥的秋、冬季节，或者干燥的环境中，妈妈就应该给宝宝多吃一些清润的食品来养肺，尤其是出现鼻燥、唇干、咽痛、干咳等症状时，妈妈除了让宝宝多喝水、多吃果蔬、避辛辣食品刺激外，更要多吃一些滋阴养肺的食物。莲藕、百合、蜂蜜、银耳等，都属于这类食物。比如莲藕白果汤，就是一道清润可口、养肺润肺的靓汤。

莲藕白果汤

【原料】莲藕300克，白果15枚，冰糖适量。

【做法】将莲藕去皮洗净，切薄片；白果在温水中浸泡去衣；汤煲中加水适量，下入白果，大火煮沸约5分钟，下莲藕，然后改小火煲至莲藕黏糯，下入冰糖至溶化即可。

【功效】养肺润肺，健脾益胃。

这道汤甘甜可口，宝宝一般都喜欢喝，而且润肺的效果还很好，因此干燥的气候和环境中，妈妈不妨多给宝宝做此汤。

汤水总是秋天不可缺少的滋阴清肺的"清润"之品，不仅可以防秋燥，还可以补充水分，因此妈妈要多给宝宝煲些汤。在此推荐一道罗汉果白菜瘦肉汤。

罗汉果白菜瘦肉汤

【原料】罗汉果1/3个，白菜100克，猪瘦肉150克，精盐、葱、姜各适量。

【做法】将罗汉果洗净；白菜和猪瘦肉洗净切块；葱切段，姜切块；将罗汉果、猪瘦肉、葱段、姜块一同放入汤煲内，先用大火烧沸，改用小火继续煮约1小时后，

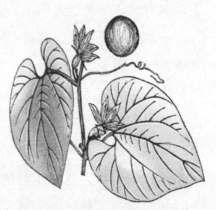

罗汉果

加入白菜，继续用小火煲至白菜熟软，加精盐调味即可。

【功效】养阴清肺，润燥化痰。

罗汉果又被称为"神仙果"，具有润肺止咳、生津止渴的功

效，其主要功效就是止咳化痰，适用于肺热或肺燥咳嗽、百日咳及暑热伤津口渴等，此外还有润肠通便的功效；猪肉也具有滋阴的功效，白菜不用说，可谓是除内热、生津液最便宜的蔬菜了。几者一起煲汤，滋阴润肺的效果就充分体现出来了。

在粤菜菜系中，有一道专门的清润养肺汤，在此推荐给各位妈妈，不妨学着给宝宝做做。

🌿 清润养肺汤

【原料】猪瘦肉50克，生鱼1条，豆瓣菜400克，罗汉果1/3个，蜜枣5枚，精盐、葱、姜各适量。

【做法】将猪瘦肉洗净切大块；豆瓣菜、罗汉果洗净；葱切段，姜切块；生鱼去内杂整条放入汤煲中，再加入其他各物，加水适量；大火煮沸后，小火慢煲2小时左右，加精盐调味即可。

【功效】清热下火，润肺祛痰。

总之，要养肺，尤其是在干燥的秋季或者干燥的环境中，妈妈要给宝宝吃一些清润的食物以润肺。

蔬果养肺

蔬菜水果清润多津，是生津止渴、滋阴润肺的佳品。比如梨、甘蔗、石榴、柿子、菜花等，妈妈给宝宝养肺要多让宝宝吃。

梨：生津止渴、润燥化痰保健康

梨是大家都非常喜欢的一种水果，汁水丰富，津液饱满，入口滑润，最适合干燥的秋冬季节食用。梨不仅是大家喜欢的水果，同时还是一种集养生保健功效于一身的养生佳品。生活在北京的人，可能都了解老北京人有一习惯：嗓子不舒服或者患上咳嗽时，不是就医吃药，而是简单地买几个梨来煮汤，或者做膏。看似简单，但效果确实不错。

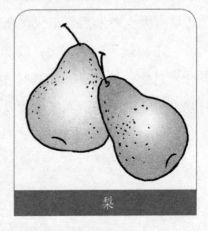

梨

中医学认为，梨具有清热润肺、生津润燥、化痰解酒等功效，多用于热病伤阴或阴虚所致的干咳、口渴、便秘等症，也可用于内热所致的烦渴、咳喘、痰黄等症。这也是老北京人用梨来治嗓子不舒服和咳嗽的原因。

咳嗽对于宝宝来说很常见，一般情况下，宝宝一旦患了咳嗽，妈妈都会赶紧给宝宝买药，或者直接带宝宝到医院治疗。不过，宝宝再发生咳嗽时，尤其是热病引起的咳嗽，你就不妨试试梨了。下面我们就来介绍一剂可以治疗燥热咳嗽的良方——川贝炖雪梨。

川贝炖雪梨

【原料】雪梨2个，银耳50克，川贝母3克，冰糖10克。

【做法】将银耳泡软，切碎；雪梨洗净切块；将银耳、川贝母与雪梨块一同放入炖盅内，加冰糖和适量水，隔水炖2小时即可。

【功效】滋阴润肺，生津止渴。对肺火旺引起的咳嗽症状效果显著，有清咽祛痰的功效。

川贝母是一味中药，具有滋阴润肺、止咳化痰、清热平喘等功效，适用于肺热燥咳、干咳少痰、阴虚劳嗽、咳痰带血等症。

这剂良方虽然可以治疗咳嗽，但只针对燥热咳嗽，如果你不能确定宝宝到底是什么原因引起的咳嗽，还是要带宝宝到医院确诊后再给宝宝服用。

北京人除了用梨熬汤以外，咳嗽发生时，还会去超市等地方买来一种保健品，这就是秋梨膏，因为燥邪伤肺引起的咳嗽，吃上一段时间的秋梨膏，症状就能得到缓解。妈妈如果有时间，而且很善于烹饪，那么也可以在家做给宝宝吃。

秋梨膏

【原料】雪梨6个，川贝母、麦冬各20克，去核红枣、冰糖各30克，姜片25克，蜂蜜200克。

【做法】雪梨去皮、核，放在榨汁机中榨汁；红枣切片；除蜂蜜外，其他所有的材料都放入锅中，大火煮开后，小火煮40分钟；

用网筛过滤掉杂质，剩下的液体放在火上，小火慢熬，直至黏稠状，关火；晾至温凉后，调入蜂蜜，放入洗净并且用开水烫过、晾干的瓶子里。每天早晚取1小勺，用温开水化开饮用。

【功效】润肺生津，止咳化痰。非常适合因为燥邪袭肺引起的咳嗽者服用。

秋梨膏中用到了几味中药，润肺除燥的功效都不错，不过到底适不适合给宝宝服用，妈妈还是先咨询一下医生。

需要注意的是，咳嗽分多种，燥热咳嗽、风寒咳嗽、伤风咳嗽、风热咳嗽等，而梨主要针对热邪伤阴引起的症状，比如燥热咳嗽和风热咳嗽，都可以吃梨缓解和治疗，但其他原因引起的咳嗽就不适宜了，否则越吃越厉害。因此，宝宝咳嗽时，妈妈一定要弄清楚到底是什么原因引起的，如果弄不清，还是需要就医治疗。

温馨提示

摩喉可以起到止咳化痰的功效。让宝宝上身端直，仰头，颈部伸直，教宝宝自己用手沿咽喉部向下按摩直至胸部。按摩时，拇指与其他四指分开，虎口对住咽喉部，向下按搓，可适当用力。

 甘蔗：生津、润燥的"复脉汤"

甘蔗浆汁甜美，可谓果中佳品，有"糖水仓库"的美誉，其所含的糖大部分都是蔗糖，葡萄糖和果糖的含量也较高。因此，很多宝宝都喜欢吃甘蔗。甘蔗不仅是味美的水果，同时还具有良好的养生保健功效。

诗人王维曾写过这样一句诗："饮食不须愁内热，大官还有蔗浆寒。"说的是饮食过程中，不用为内热发愁，因为性寒的甘蔗汁液可以除热。甘蔗作为一种甘凉滋养的食疗佳品，自古以来一直被人们称颂。

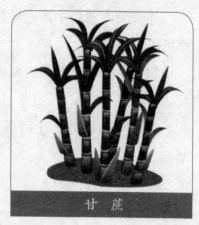

甘　蔗

中医学认为，甘蔗具有清热润燥、生津止渴、解毒透疹等功效，阴虚肺燥引起的咳嗽，胃热引起的胃痛、烧灼、干呕等，以及热病伤阴引起的口渴、发热等，都可以通过甘蔗调理。李时珍在《本草纲目》中说甘蔗"能泻火热，消渴解酒"，《随息居饮食谱》甚至说"甘蔗榨浆名为天生复脉汤……利咽喉，强筋骨，息风养血，大补脾阴"，且不看其他的功效，单凭一个"复脉汤"，就可以看出甘蔗对人体的养生价值了。

宝宝如果出现口干舌燥、津液不足等症状时，妈妈可以让宝宝吃些甘蔗。不过据晃氏《客话》讲："甘蔗煎糖则热，煮水成汤则冷。"意思是将甘蔗煎成糖就成了热性的，而熬煮成汤则属于寒凉性，润燥、清热的效果更好。下面我们为各位妈妈推荐一道银耳甘蔗汤，宝宝出现"干燥"现象时，可以给宝宝饮用一些。

🌱 银耳甘蔗汤

【原料】甘蔗500克，银耳30克。

【做法】将甘蔗去皮切段，银耳用水泡发后撕碎；锅中加少量水烧沸，放入甘蔗段和银耳，小火慢煮1小时左右即可。吃银耳喝汤，每天饮用1次。

【功效】清热生津，润肺去燥，润肠开胃。体内有热邪的宝宝都可以饮用。

银耳具有滋阴润肺的功效，与甘蔗一起搭配，就让生津润燥的功效更强了。

除了煮汤以外，还可以用甘蔗熬粥，下面我们就看一道蔗浆蜜粥。

 蔗浆蜜粥

【原料】甘蔗500克，蜂蜜20克，大米50克。

【做法】将甘蔗去皮，洗净，切碎，榨汁备用；大米淘洗干净；锅中加水适量煮沸，加入大米煮粥，待粥将熟时调入甘蔗汁和蜂蜜，继续煮片刻，粥熟即可。每天早晚各食1次。

【功效】清热润燥，生津止渴。适用于燥热袭肺、干咳少痰或痰少难咳、胸痛气急等症。

甘蔗中含糖量高，因此一次吃甘蔗不能太多，否则容易导致高渗性昏迷，表现为呕吐、头昏、烦躁不安、四肢麻木、神志不清等。所以，妈妈一定要注意一次不能让宝宝吃太多甘蔗。

石榴：生津液，止烦渴，防咽干

对于小孩子来说，看到大大的石榴，想到那酸酸甜甜的味道，总是难以抵挡诱惑，一定要妈妈买上几个，回家剥开来享受一番。

石榴果大，粒多，汁甜，皮薄，具有养阴生津、止烦渴的功效，可以作为生津不足、口燥咽干、烦渴等症的食疗佳品，对于阴虚内热引起的口干烦渴，或者因为热病伤及阴津都很有效。取下石榴籽，妈妈可以让宝宝细嚼慢咽，待满口津液后再吞咽，既可以湿润咽喉，又能滋养阴津，同时还可以开胃止渴。那股甘纯甜美的味道，是所有宝宝都喜欢的味道。

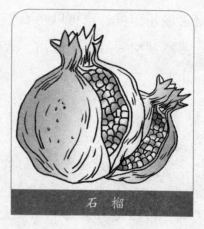

石　榴

直接吃石榴当然最为方便，但是对于一些小点儿的宝宝来说，可能会将石榴籽一同咽下，影响身体健康。因此，妈妈多费点儿事，将石榴榨成汁更好一些。下面我们就一起看看如何将石榴榨成汁。

石榴汁

【原料】大个石榴1个。

【做法】将石榴去皮，然后将剥下的石榴籽放入料理杯中，打到能清晰看到石榴籽，将料理杯中的汁液倒入漏勺中取汁去籽即可。

【功效】生津液，止烦渴。可以防治口燥咽干、烦渴等症。

石榴不仅可以单独榨汁，还可以搭配其他水果一起榨汁，比如苹果、菠萝、柑橘、甘蔗等，一样受宝宝的喜欢。其实妈妈只要多用点儿心，总能为宝宝制作出不同口味的美味。

我们平时在吃石榴时，往往只吃石榴籽，而将石榴皮扔掉，其实石榴皮是一剂效果很显著的收敛止泻药。《药性论》中就有对石榴皮的记载，说它"主涩肠，止赤白下痢"，《滇南本草》也说它可以治"日久水泻，同炒砂糖煨服，又治痢脓血，大肠下血"，这些中医典籍的记载，都说明石榴皮有止泻治痢的作用。如果宝宝因为消化不良等引起的水泻或者有肠炎等，妈妈可以将石榴皮50克左右洗净后，用水煎，煎好后取汁，加适量砂糖给宝

4445444444544445.

宝服用即可；也可以将石榴皮上锅炒后研成细末，加少量糖，用沸水冲泡后给宝宝服用。大便时有出血现象，也可以用这种方法止血。

柑橘：生津止咳，预防肺热咳嗽

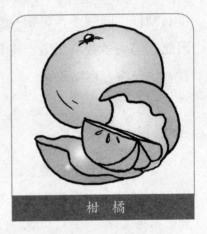

柑橘

柑橘是大家都非常熟悉的一种水果，生活中，有些人一咳嗽，总会习惯性地拿起一个柑橘来"压压咳嗽"，认为吃上一个柑橘，就能缓解咳嗽。事实也是如此，吃柑橘确实有止咳的功效。其实，不光是大人，就是孩子吃柑橘也可以起到防治疾病的功效。

中医学认为，柑橘具有生津、止渴、润肺等功效，能祛痰、止咳、平喘，可用于肺热咳嗽、胃肠燥热、腹部不适、小便不利等病症的治疗。而且现代医学研究也表明，柑橘中含有挥发油、柠檬烯等物质，可以缓解支气管痉挛，利于痰液的排出，因此能起到祛痰、止咳、平喘的作用。

肺怕燥邪，如果妈妈平时给宝宝喝水喝得少，又恰逢干燥的季节，那么宝宝就很容易受到燥邪的攻击，伤及肺脏，耗损肺阴，导致肺热咳嗽。宝宝生病，妈妈首先想到的就是给宝宝吃药，不过如果咳嗽初起，并不太严重，妈妈不妨先给宝宝吃几个柑橘，看看效果。而且对于味苦的药物来说，色彩鲜艳、味道酸甜的柑橘，宝宝更乐意接受。不过如果咳嗽严重，吃柑橘也没有效果，妈妈还是要及时带宝宝去就医。

柑橘可以直接吃，也可以搭配其他的食材一起煮汤等，比如与银耳搭配一起煮柑橘银耳汤，就可以起到润肺止咳的功效，再加入适量冰糖调味，宝宝很喜欢喝。

柑橘银耳汤

【原料】柑橘2个，干莲子20克，银耳15克，冰糖适量。

【做法】将银耳放入水中泡发，择去根蒂，撕成小朵；柑橘剥去外皮，掰成小瓣；柑橘皮洗净，切成细丝；锅中加水，放入冰糖、莲子和银耳，大火烧沸后转小火炖煮30分钟；将柑橘小瓣和柑橘皮细丝放入汤锅中，继续用小火炖煮10分钟即可。

【功效】润肺止咳，生津止渴。

在清淡的银耳汤中加入一些黄色的橘瓣，不仅让色彩艳丽，还让口感酸甜可口，宝宝很难不被这种汤吸引。

柑橘还可以和山楂搭配，不仅能起到润肺生津的效果，还能理气，健胃消食。

柑橘山楂饮

【原料】山楂50克，陈皮20克，柑橘1个。

【做法】将柑橘剥皮；山楂洗净，去核；陈皮洗净；将各料一同放入锅中，煮约45分钟，取汁饮用。

【功效】润肺生津，理气化痰，健胃消食。

在做这道饮品时，可以直接取橘络和橘核，橘肉可以直接给宝宝吃。

柑橘虽好，但宝宝却不能多吃。一些妈妈可能认为柑橘既然对孩子这么好，那么就让孩子不限量地吃，但这种吃法是错误的。因为柑橘吃得太多的话，会让体内的胡萝卜素增高，引起胡萝卜素血症，孩子会表现为食欲不振、烦躁不安、睡眠不踏实等，有些还会出现夜惊、啼哭和说梦话等。"橘黄症"也是柑橘吃太多后出现的现象，表现为手脚和皮肤发黄。因此不能给孩子吃太多柑橘，一天最多吃2~3个。

温馨提示

因为燥火引起的感冒初起、食欲不振，也可以吃柑橘治愈。取新鲜橘子1个，花生油适量。橘子不剥皮，洗净后用筷子在顶部戳开一个洞，在洞中灌入花生油，然后将橘子放到炉火上用明火烧大约30秒钟，烧到油热沸腾、橘皮大部分变黑时，将橘皮剥去，趁热连油带橘肉让宝宝一起吃下。刚烧好时，油温较高，注意不能烫到宝宝。

其他食物养肺

除了蔬菜水果养肺之外，像百合、银耳、豆浆、蜂蜜等食物，也是滋养肺脏、润燥生津的佳品，肺燥的宝宝需要多吃一些。

 ## 百合：防治秋天肺热咳嗽

秋天天高气爽，云淡风轻，但其中也夹杂了几分凉意，些许燥气，因肺部不适引起的鼻腔疾病、哮喘病和支气管病以及伤风感冒等病症，很容易在此时发病，因此，养阴润肺是秋季养生亘古不变的话题。宝宝在秋天也很容易发生肺部疾病，而这其中就包括秋燥伤阴引发的肺热咳嗽，防治这种问题还需要平时多吃一些养阴润肺的东西。

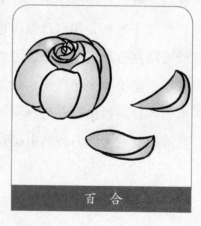

百合

养阴润肺，我们一定要为各位妈妈推荐一下百合。说到百合，不少人会马上想到"云裳仙子"百合花，洁白无瑕，清香四溢。不过百合不仅能开出高雅纯洁的花，地下鳞茎还是自古以来就被中医奉为不可多得的保健食品和重要药材，尤其是对阴虚肺燥者，有着良好的保健功效。中医学认为，百合养阴润肺，清心安神。阴虚久咳、痰中带血、虚烦惊悸、失眠多梦等症者，都可以食用百合。所以，宝宝因为秋季肺热引发咳嗽时，妈妈不妨将百合搭配到日常膳食中。

对于阴虚肺燥的宝宝来说，平时吃一些百合粥就是不错的选择。

百合粥

【原料】百合30克，大米50克，冰糖适量。

【做法】先将百合与大米分别淘洗干净，放入锅中加水，大火煮开后，用小火煨煮；待百合与大米熟烂时，加冰糖适量即可。

【功效】养阴润肺，清心安神。可以防治因为肺燥、心阴虚引起的咳嗽、自汗、盗汗、心烦失眠、低热易怒等症状。

除了煮粥，用百合做汤也是妈妈给宝宝食疗的最佳方法之一，既可以直接加适量冰糖、清水煮百合，又可以与冬瓜、梨、银耳、红枣、莲子等一起煮汤，且做起来都非常简单，用时也很短。下面就为各位妈妈推荐一道滋阴润肺、清热止咳的沙参百合鸭汤，可以有效解决宝宝因为肺热引起的咳嗽等症。

沙参百合鸭汤

【原料】北沙参、干百合各30克，鸭肉150克，精盐、味精各适量。

【做法】将鸭肉洗干净，切成小块；百合洗干净；将鸭肉与百合、沙参同入砂锅，加水适量，小火慢炖，待鸭肉熟后，加入少许精盐、味精调味，饮汤食肉。

【功效】滋阴清热，润肺止咳。对于心肺阴虚所致的心烦欲饮、口咽干燥、神疲气短、舌红少津、午后低热、干咳不止、咳剧咯血、声音低怯等有很好的疗效。

在这款汤品中，除了百合外，沙参和鸭肉也都具有滋阴的功效，沙参对肺热阴虚引起的燥咳效果非常好，鸭肉性寒，体内有热的人都可以食用。几者合在一起煮汤，滋阴清热的效果就更好了。

百合有鲜品和干品之分，鲜品可以直接当作蔬菜炒食，或者搭配到其他膳食中，不过对于因为肺热引起的咳嗽等症，还是用干品作食疗最好。另外，百合属于清雅植物，因此，不管用何种方法烹制，妈妈都要注意保留它的清雅特点，尽量避免用浓厚的调味品。

温馨提示

浴鼻可以增强宝宝鼻子的耐寒能力，同时有助益肺气，防治伤风感冒、鼻塞不通等症。教宝宝将两手拇指外侧相互摩擦，有热感后，用拇指外侧沿鼻梁、鼻翼两侧上下按摩30次左右。也可以让宝宝将鼻浸在冷水中，闭气不息，坚持一会儿抬头换气，然后再浸入水中，如此反复3~5遍。为了安全，妈妈还可以将毛巾浸冷水敷在宝宝的鼻子上。

 ## 银耳：治疗肺热肺燥、干咳无痰的清补佳品

养肺的白色食物有很多，而银耳也是其中一种，今天我们就来具体介绍一下银耳。

银耳具有滋阴润燥的功效，是一味清补佳品，自古就有"长生不老药"、"菌中之王"的美誉，还有"平民燕窝"的美称，滋阴润燥的作用非常明显。中医学认为，银耳具有生津润肺、益

气活血、滋阴养胃、补脑强心的功
效，尤其适用于肺热肺燥、干咳无
痰、胃肠燥热、便秘等阴虚症状。
《增订伪药条辨》中就有对银耳的记
载，说它可以"治肺热肺燥，干咳痰
嗽"。因此，肺燥干咳等症都可以
用银耳来防治。

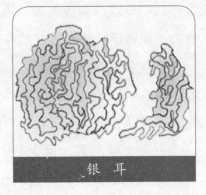

银 耳

宝宝肺热肺燥时，除了干咳无痰症状以外，还会表现为双唇、
口鼻等干燥不润，甚至有身热头痛等症，宝宝会显得烦躁不安。此
时，妈妈及时用银耳给宝宝做食疗，这种症状就能得到缓解。

用银耳熬粥、煮汤、做羹、凉拌等都可以，滋阴的效果没有什
么区别。而给孩子食用的话，非常容易消化的银耳粥就是不错的
选择。

银耳粥

【原料】粳米50克，银耳10克。

【做法】将银耳用水泡发洗净，切碎；粳米淘洗干净，与切碎
的银耳一同放入锅中煮粥，粥成即可。

【功效】滋阴润肺，养胃强身。肺热肺燥的宝宝都可以食用。

用银耳做羹也是常见的一种食疗法，比如用银耳搭配百合、梨
一起做羹，润肺除燥、清热生津的作用就更明显了。

银耳百合秋梨羹

【原料】银耳、干百合各10克，秋梨1个，冰糖适量。

【做法】将秋梨洗净去核切小块；银耳水发后，掰成小块；然

后找一个大些的碗，将秋梨、银耳、百合以及冰糖一同放入，上锅蒸1小时即可，食梨喝汤。

【功效】滋阴润燥，止咳化痰。适合秋燥咳嗽、干咳少痰者食用。

当然，不管用银耳煮粥，还是用银耳做羹，都是起到食疗养生的作用，对于真正能治病，可能效果还是弱了点儿，如果想要宝宝肺热肺燥的症状得以缓解，妈妈不妨在银耳的基础上再搭配一些滋阴润肺的中药，比如北沙参、川贝母、甜杏仁等，会让润肺止咳的功效更好。

银耳属于清补品，能够养阴除燥，平抑体内的燥气、火气，所以对于感冒初起见口干者，风寒感冒见怕冷、咳嗽、痰多清稀如水者，体质虚寒、阳虚寒咳者，都不适宜吃银耳。尤其是感冒的宝宝，如果已经确认为风寒感冒，那么不管你表现如何口干、口渴，都不能再吃银耳，否则会加重病情，此时要解表散寒才是，不能再清热除燥。

蜂蜜：润肺止咳、润肠通便的佳品

经过辛勤的蜜蜂采集来的蜂蜜，是大自然馈赠给人类最好的礼物。因为其营养价值，蜂蜜被誉为"大自然中最完美的营养食品"，古希腊人甚至将蜂蜜看成是"天赐的礼物"。中国从古至今，一直都在进行人工养蜂采蜜，之所以如此，也是因为蜂蜜既是良药，又是上等饮料，常饮用可以延年益寿。

中医学认为，蜂蜜有润肠通便、润肺止咳、益气补中、解毒的功效，适宜肺燥咳嗽、干咳无痰的人食用，对于肠燥便秘、胃及十二指肠溃疡及高血压、心脏病、冠心病、肝病等有不错的疗效。《本草纲目》中就有对蜂蜜功效的记载，说它"和营卫，润脏腑，通三焦，调脾胃"。肺阴不足，燥邪在内袭扰人体，在外则表现为咽干、口渴、咳嗽、便秘等症。

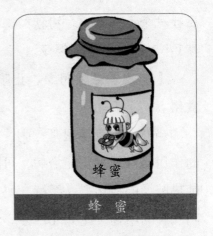

蜂蜜

蜂蜜以上的这些功效，不仅是针对大人的，对宝宝也很适用，尤其是处于生长发育期的宝宝，食用蜂蜜对身体很有助益。一些体质虚弱的宝宝，会患上肺炎甚至肺结核等病症，此时妈妈如果多给宝宝饮用一些蜂蜜，就可以缓解不适症状，减少肺病的患病概率。

现代营养学研究也表明，蜂蜜是一种天然食品，中单糖类的葡萄糖和果糖构成，能够被人体直接吸收利用，而不需要消化酶的分解，因此被称为"老人的牛奶"。老人和孩子有一个共同的特点，那就是消化系统不够强健，脾胃功能比较弱，因此蜂蜜不仅是"老人的牛奶"，同样也是"孩子的牛奶"，非常适合消化系统不强健的孩子食用。

除了单糖以外，蜂蜜中还含有与人体血清浓度相近的多种无机盐和维生素、钙、磷、铁等有机酸和矿物质，对孩子的咳嗽症状治疗效果非常好。

蜂蜜可以直接用水冲泡，也可以与其他食材一起搭配烹制美味，比如与核桃一起做蜜制核桃，就适合一些虚喘的宝宝食用。

蜜制核桃

【原料】蜂蜜、核桃仁各500克。

【做法】将核桃仁捣烂，调入蜂蜜后和匀即可。每次服用1小汤匙，每日服用2次，用温开水送服。

【功效】滋阴润燥。适用于虚喘者。

用白萝卜搭配蜂蜜一起烹饪，则对小儿肺炎引起的咳嗽有效，妈妈不妨试试。

蜂蜜萝卜

【原料】白萝卜1个，蜂蜜150克。

【做法】萝卜洗净切块，置于一大碗内，放入蜂蜜；锅中加水和蒸屉，将盛有萝卜、蜂蜜的大碗放到蒸屉上蒸30分钟即可。吃萝卜喝汤，每日2次。

【功效】生津润肺，止咳化痰。适用于小儿肺炎引起的咳嗽。

蜂蜜还可以搭配莲藕、芹菜、柠檬等榨汁或者泡水给宝宝饮用，都可以起到生津润燥的功效。

虽然宝宝可以喝蜂蜜，但是却不包括1周岁以内的宝宝。这是因为蜂蜜在酿造、运输与储存中，容易受到一种叫作肉毒杆菌的污染，1周岁的婴幼儿对于这种菌的抵抗力弱，食入后会产生毒素，伤害肝功能，从而引发蜂蜜中毒，出现迟缓性瘫痪、哭声微弱、吸奶无力以及呼吸困难等。尤其是6个月以内的小婴儿更容易感染此病。因此，妈妈不要给1周岁以内的宝宝吃蜂蜜。

另外，妈妈在给宝宝冲蜂蜜时，水温不宜过高，用30~40℃的温开水冲即可，否则会破坏蜂蜜的营养结构，同时还会影响口味。

鸭肉：滋五脏之阴，可以止肺热咳嗽

鸭肉是老百姓餐桌上的上乘肴馔，自古中医就有"吃鸭子好"的理论，认为鸭肉的滋补功效非凡。《名医别录》中就称鸭肉为"妙药"和滋补上品，民间更有"老鸭胜补药"的说法，更说鸭是肺结核患者的"圣药"。

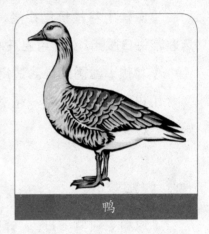

鸭

鸭子依水而生，吃的也多为水生物，因此，鸭肉性寒，在滋阴方面更见长，可以大补虚劳，滋五脏之阴，清虚劳之热，能补血行水、养胃生津、清热止咳等，可以用于虚劳发热、咳嗽痰少、咽喉干燥以及因为血虚或阴虚引起的头晕、头痛、水肿、小便不利等症。因此，因为肺热引起咳嗽的宝宝，妈妈可以让他多吃些鸭肉。

鸭肉的烹调方法也不少，不过对于宝宝来说，喝鸭汤最有利于鸭肉营养的吸收。下面我们就来看一道老鸭汤的做法。

🌱 老鸭汤

【原料】老鸭肉300克，酸萝卜200克，精盐、姜、花椒各适量。

【做法】将老鸭肉洗净，切块；酸萝卜用清水冲洗后切片，姜洗净拍碎；将鸭块倒入干锅中翻炒1分钟盛出；另取炖锅，加水煮沸，放入炒好的鸭块、酸萝卜、姜和花椒，大火烧沸后，用小火炖2小时左右，加入精盐调味即可。

【功效】滋阴润燥，清热止咳。适宜阴虚内热者食用。

有些宝宝大便不畅，喉咙易干，干咳少痰，这就是因为阴虚肺热引起的症状。这种症状单用鸭肉效果显然较慢，但是如果在其中加入一些调理肺阴虚、燥咳少痰的中药，比如沙参、玉竹、麦冬等，那么就可以较快地治疗宝宝的肺热咳嗽症状了。

🍃 沙参玉竹煲老鸭

【原料】老鸭1只，沙参30克，玉竹15克，麦冬20克，葱、姜、精盐、味精各适量。

【做法】将老鸭洗净切块，葱洗净切段，姜洗净切块；将老鸭块放入砂锅内，加入沙参、玉竹、麦冬，同时放入葱、姜及清水适量，用大火烧沸后，转用小火炖2小时左右，使鸭肉软烂，加精盐、味精调味即可。食肉喝汤。

【功效】养阴润肺，止咳化痰，生津止渴，润肠通便。最适合肺阴不足、干咳少痰者食用。

沙参、玉竹和麦冬这三味中药都具有滋阴润肺的功效，与老鸭搭配，不仅增强了滋阴的功效，还滋润了肺脏，能有效缓解肺热肺燥引起的咳嗽。

除鸭肉外，鸭血和鸭蛋也具有滋阴的功效。鸭血补血，清热解毒，妈妈可以给贫血的宝宝食用；鸭蛋可滋阴补虚，清热，能清肺火，止热咳，因为肺热阴虚造成的干咳、咽干、咽痛、心烦、失眠等症，都可以适量吃些鸭蛋。不过鸭蛋主要以咸鸭蛋的形式食用，里面含有大量的盐分，因此妈妈在给宝宝食用时要注意量，一般半个即可，最好只给宝宝吃蛋黄，不吃蛋清。

第四章

食调体质，宝宝不生病

偏颇体质，只有在调理到平和体质后，才能确保宝宝的身体健康。本章就分别针对8种不同的偏颇体质，给出了不同的饮食调理方案，并给出了调理不同体质应该吃的食物，以及有助于调理偏颇体质的食谱，供各位妈妈借鉴。

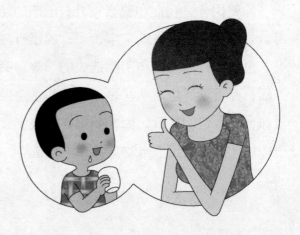

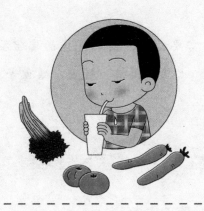

气虚体质　　　　湿热体质

阴虚体质　　　　阳虚体质

气郁体质　　　　痰湿体质

血瘀体质　　　　过敏体质

气虚体质

气虚体质的宝宝需要补气，因此气虚的宝宝要多吃一些补气的食物，如粳米、土豆、樱桃、鲑鱼、鳝鱼等。

粳米：补中益气，气虚宝宝宜常食

粳米就是大家日常所吃的大米，是五谷之首，也是我们的主食之一。中医学认为，粳米性平，味甘，具有补中益气、健脾养胃的功效。唐代医药学家孙思邈说它是"养胃气、长肌肉"的食物。用粳米熬煮的米汤，是治疗虚证的食疗佳品，尤其是气虚。在贫困年代，出生后的孩子没有奶

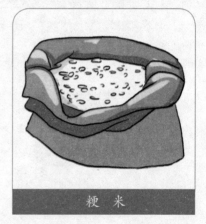

粳米

吃，此时用粳米熬米汤喂给孩子吃，不知道救活了多少婴儿。为此，清朝的王孟英将粳米粥誉为贫民的代参汤，他说："贫人患虚证，以浓米汤代参汤，气虚者宜常食之。"说粳米粥最适合虚证、气虚的人食用。因此，宝宝气虚的话，妈妈要多让他吃些米饭、米粥。

粳米粥

【原料】粳米100克。

【做法】粳米淘洗干净，锅中加水适量煮沸，加入粳米煮成稀粥即可。早晚食。

【功效】补中益气，健脾养胃。非常适合身体虚弱、气虚的宝宝食用。

为了丰富口味，也为了丰富营养，在给宝宝熬煮粳米粥时，妈妈可以在其中加入其他一些补气的食物，比如山药、肉末、黄芪、枸杞子等。

芪参粥

【原料】黄芪20克，党参10克，粳米100克，冰糖适量。

【做法】将黄芪、党参切片，用冷水浸泡半小时，入砂锅煎出浓汁后取汁；再将党参和黄芪加入冷水复煎1次取汁；两次汁液合并后，与淘洗净的粳米一同煮粥；粥成时加入冰糖熬至溶化即可。分早晚2次食用。

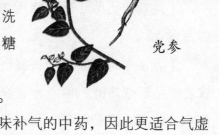

党参

【功效】大补元气，健养脾胃。

此粥因为加入了黄芪和党参两味补气的中药，因此更适合气虚比较严重的宝宝，最好在医生指导下服用。

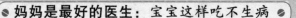
 ## 土豆：补益胃气的"地下水果"

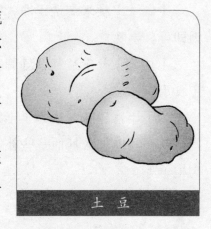

土豆

土豆是大家非常熟悉的一种蔬菜，尤其是北方人，餐桌上总也离不开土豆的影子。这不仅因为土豆可以烹制出美味佳肴，也源于它具有丰富的营养价值，含有丰富的钙、铁、镁、钾等人体必需的微量元素。中医学认为，土豆性平、微寒，味甘，具有益气强身、健脾和胃、润肠通便、活血解毒等功效，尤其是补益胃气的功效最为显著。所以，妈妈不妨让宝宝多吃些土豆制品，以补养胃气，改善气虚体质。土豆泥、炖土豆等，都很适合宝宝食用。

🍃 土豆泥

【原料】土豆1个，猪瘦肉50克，精盐、鸡精、胡椒粉、油各适量。

【做法】将土豆洗净去皮，切块；猪瘦肉洗净切成小丁；锅中放油烧至五成热时，倒入土豆块和肉丁翻炒，放精盐、胡椒粉和适量水，焖煮约15分钟后，将已经软了的土豆碾成泥状，继续炖到非常软烂时，加入鸡精调味即可。

【功效】健脾和胃，益气调中，通利大便。对脾胃虚弱、消化不良、肠胃不和、脘腹作痛、大便不畅者效果显著。

也可以直接蒸熟土豆后，将土豆碾成泥，再加入沙拉酱、牛奶、黄油等，继续炒一炒。妈妈可以根据宝宝喜欢的口味炒土豆泥，也适合正在逐步添加辅食的宝宝食用。

 土豆炖牛肉

【原料】牛肉、土豆各200克，胡萝卜50克，油、精盐、生抽、白糖、八角、香叶、姜片、葱段、蒜片各适量。

【做法】锅中加水适量，放入牛肉、姜片和葱段焯水，洗净；土豆、胡萝卜洗净切块；锅中加油少许，倒入土豆块煸炒，待微黄时加入生抽、白糖翻炒均匀，盛出备用；锅中再加油，煸炒牛肉至出油，加入姜片和蒜片，翻炒至焦黄时加入清水、八角、香叶、生抽、精盐，大火煮沸后，转小火焖煮2小时，然后加入土豆和胡萝卜，继续煮大约20分钟，待汤汁变少时即可。

【功效】健脾养胃，补中益气。非常适合气虚体质的宝宝食用。

樱桃：既补气补血，又能补脾补肾

中医学认为，樱桃性温，味甘，具有补气补血、补脾补肾的功效。最早见于陶弘景的《名医别录》，说它能"调中，益脾气"，而在《滇南本草》中则说，樱桃"治一切虚证，能大补元气"。不管是生吃，还是煎汤，都可以起到益气的作用，对病后体弱、气虚等症，有很好的养生效

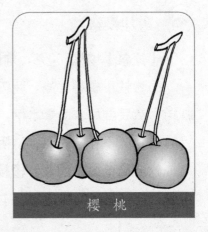

樱　桃

果。而樱桃也是宝宝很喜欢的一种水果，因此妈妈可以给宝宝多吃些樱桃。

樱桃的上市季节虽然不长，但经过巧加工，一年四季都可以尝到它鲜美的味道了，樱桃酱、樱桃膏等，就颇受孩子们的喜欢，妈妈不妨学着做一做。

樱桃酱

【原料】新鲜樱桃1000克，白糖适量。

【做法】将樱桃洗净去核；锅中加水适量，倒入白糖和樱桃，用小火熬煮15分钟，待樱桃通体透明呈红色玻璃状，基本成为较浓稠的酱时即可装瓶，待晾温后放入冰箱或者阴凉处，随吃随取即可。

【功效】补气养血。非常适合气虚、贫血的宝宝食用。

还可以利用这种方法制作樱桃膏，只要将酱汁再继续熬煮至膏状即可。每天早晚可以给宝宝吃2次，每次吃1汤匙即可。樱桃酱可以随宝宝的喜欢，多少都可以，可以抹在面包片或者馒头片上吃。

蜜汁樱桃

【原料】樱桃500克，蜂蜜、冰糖各适量。

【做法】樱桃洗净，用刀在上面划几道小口，倒入一些蜂蜜，拌匀，然后再加入适量冰糖，放入冰箱中冷藏1小时即可食用。

【功效】补气养血，滋阴润燥。

这款简单易做的蜜汁樱桃，最适合嫌麻烦的妈妈给孩子制作宝宝餐，而且甜甜的味道，宝宝都非常喜欢。

花生：气虚兼有肺虚的宝宝宜常食

花生有"第一坚果"的美誉，在民间，花生甚至被称为长生果，还被誉为"素中之荤"。中医学认为，花生性平，味甘，具有醒脾和胃、润肺化痰、清咽止咳、降压降脂、补中益气的功效。《滇南本草图说》中就称花生"补中益气，盐水煮食养肺"。因此气虚兼有肺虚或脾虚的宝宝更应多吃些花生。

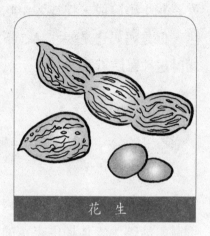

花生

🌿 水煮花生

【原料】花生500克，八角、精盐、桂皮各适量。

【做法】花生用水清洗掉泥沙，用拇指和食指轻轻捏开花生前面一头，然后倒进高压锅中，加水适量，放入桂皮、八角和精盐，搅拌均匀后，盖盖焖煮20分钟，不要掀盖，继续焖30分钟后开锅盖，将花生捞出来就可以吃了。

【功效】扶正补虚，补中益气，润肺化痰，醒脾和胃。

花生用水煮方法最佳，不仅味道鲜美，还完好地保存了营养成分。

🌿 花生大枣粥

【原料】粳米50克，花生20克，大枣5枚。

【做法】粳米淘洗干净，花生、大枣洗净；锅中加水烧沸，倒入粳米、花生和大枣，一同熬煮成粥即可。

【功效】益气养血，健脾养胃。

花生要连外面的红衣一起吃。对于1周岁以内的宝宝，妈妈最好将花生碾碎成末拌在粥中吃。稍大些的宝宝虽然可以吃整粒的花生，但是妈妈还是要注意，不能让宝宝呛着，一旦呛着马上急救，同时送往医院就医。

鲢鱼：健脾补气，气虚宝宝宜常食

在各种鱼肉当中，鲢鱼肉质软嫩细腻，能够为人体提供丰富的胶质蛋白。中医学认为，鲢鱼性温，味甘，入脾、胃经，具有健脾补气、温中暖胃等功效，对脾胃虚弱、食欲减退、瘦弱乏力、腹泻等症有效。脾胃是气血生化之源，鲢鱼强健脾胃，就起到了补气血的目的。

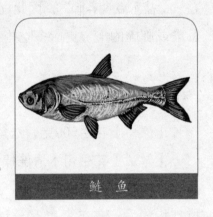

鲢鱼

🌿 清炖鲢鱼

【原料】鲢鱼1条，精盐、醋、葱、姜、蒜、料酒、香菜、花椒各适量。

【做法】葱切段，姜切片，蒜拍碎，香菜洗净切末；鲢鱼清洗干净去内杂，切块放入盆中，加葱段、姜片和料酒腌制15分钟去腥；锅中放油烧热，倒入蒜、姜片和花椒爆香，倒入鱼块，再加入精盐、料酒、醋和适量水，大火烧开后，小火慢炖；至鱼肉熟软、汤汁收浓时，撒入香菜末即可出锅。

【功效】健脾补气，温中暖胃。非常适合脾胃虚弱、气虚的宝宝食用。

清炖鲢鱼鱼肉香醇，鱼汤浓郁，宝宝都很喜欢，妈妈可以常做给宝宝吃。

 番茄烧鲢鱼

【原料】鲢鱼1条，香菇2朵，番茄1个，番茄酱、精盐、葱、姜、蒜、鸡精、料酒、老抽、植物油、香菜、白糖各适量。

【做法】香菜洗净切段；香菇泡发洗净，掰成小块；番茄洗净切小块；葱切段，姜切片，蒜拍散；鲢鱼去内杂洗净；锅上油，将鲢鱼放入，煎至两面金黄，加葱、姜、蒜，烹入料酒，加老抽和适量水，然后放入香菇、番茄块；大火烧开，转小火，煨烧45分钟左右，待汤汁浓稠时，调入白糖，继续烧5分钟，加精盐、味精调味收汁即可。

【功效】健脾养胃，温中补气。

鲢鱼刺多，妈妈在给宝宝吃鲢鱼时一定要细心，别让宝宝被鱼刺卡了。

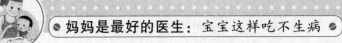

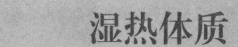

湿热体质

湿热体质的宝宝要清热利湿，生活中也有很多具有这种作用的食物，比如荠菜、冬瓜、大麦、金针菜等，妈妈要多给湿热体质的宝宝吃一些。

 ## 荠菜：宝宝常食可清热利尿

荠菜是一种非常受欢迎的野菜，民间向来有"三月三，荠菜赛灵丹"的说法，这对于荠菜的营养功效来说非常贴切。中医学认为，荠菜性凉，味甘，具有凉血止血、清热利水、清肝明目的功效，对诸多原因引起的热病都有用，被誉为"菜中甘草"。《本草纲目》记载它具有"利肝和

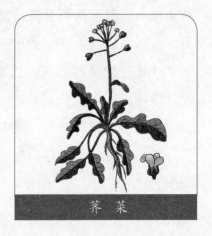

荠菜

中，利五脏，明目益胃"的作用，临床上常用于肾炎水肿、发热等疾病的治疗。

 ### 荠菜豆腐汤

【原料】荠菜150克，豆腐200克，精盐适量。

【做法】将荠菜留根洗净切碎，豆腐切块；锅中加水适量，入

豆腐块煮沸，加入荠菜继续煮2分钟后，加精盐调味即可。

【功效】补虚益气，健脑益智，利肝明目，清热利水。

这道菜白绿相映，鲜嫩味美，非常适合宝宝食用。

 荠菜粥

【原料】荠菜100克，粳米50克，花生、虾米、生姜末、火腿丁、香菇丁、油、精盐各适量。

【做法】将粳米淘洗干净；荠菜洗净切碎；将花生、虾米、生姜末、火腿丁、香菇丁混在一起，用油慢炒后加水煮沸，下入粳米，煮至粥将熟时，倒入荠菜，粥熟后加精盐调味即可。

【功效】利肝明目，清热利水。

春天去野地里挖来纯天然的荠菜给宝宝做汤、粥等最好，不仅清热利水，还防止宝宝春天出现各种上火症状。而且妈妈可以将荠菜做成馅，给宝宝包饺子或包子，味道非常鲜美，营养还不会流失。

大麦：和胃利水，常食预防泄泻

大麦和小麦一样，都是日常生活中的主食之一，自古以来就被作为药用。《本草纲目》记载大麦可以"消渴除热，益气调中"。中医学认为，大麦性凉，味甘、咸，具有健脾和胃、除热解渴、宽肠利水等功效。《金匮要略》中称大麦粥可以"利水泄湿，生津滑燥，化谷消

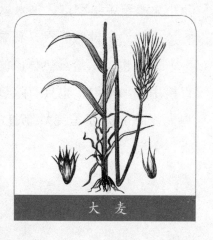

大麦

胀，下气宽胸"，可用于治疗脾胃虚弱、食滞泄泻、小便不利、水肿等症。

 大麦豇豆粥

【原料】大麦50克，豇豆100克，精盐适量。

【做法】将大麦与豇豆分别洗净，大麦事先用清水泡透；锅中加水适量，放入大麦和豇豆，大火煮沸后，小火继续慢煮，不断搅动，待麦熟豆烂时，加入精盐调味即可。

【功效】健脾胃，除湿热。

在煮这款粥时，妈妈还可以根据宝宝的喜好，将精盐换成冰糖或红糖等。

 大麦薏米茯苓粥

【原料】大麦、薏米、土茯苓各50克，冰糖适量。

【做法】将大麦、薏米洗净，事先浸泡至透；土茯苓洗净，放入砂锅中，加水1000毫升左右，煎煮1小时后，去渣取汁；锅中倒入土茯苓汁，再加水适量，倒入大麦、薏米煮粥，大火烧沸后，改用小火煮至粥熟稠浓，加入冰糖至溶化即可。

【功效】健脾养胃，利尿消肿，除热去热。

妈妈也可以给湿热体质的宝宝喝大麦茶，可以用水煮，也可以直接用沸水沏泡，也具有除热利水、滋补虚劳、消化谷食等功效。泡大麦茶的大麦是经炒制过的大麦，沏泡后散发出的香味非常诱人，宝宝会很喜欢喝。

黄花菜：宝宝常食不再"水肿"

黄花菜味鲜质嫩，营养丰富，含有丰富的糖、蛋白质、维生素C、钙、脂肪、胡萝卜素、氨基酸等人体必需的营养成分，尤其是其中所含的胡萝卜素远超于番茄。中医学认为，黄花菜性平，味甘，具有止血消炎、清热利湿、明目安神、消食等功效，对小便不通、大便带血等症有效。湿热体质的宝宝可以多吃些黄花菜。

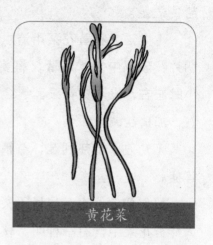

黄花菜

黄花木耳炒鸡蛋

【原料】鸡蛋200克，黄花菜50克，黑木耳20克，葱末、姜末、白糖、醋、香油、精盐各适量。

【做法】将黄花菜、黑木耳用水泡透洗净，将根蒂去掉，黄花菜切成小段，黑木耳掰成小朵；鸡蛋打入碗中，加精盐打散；锅中加油烧热，倒入鸡蛋液炒熟盛出；锅留底油，倒入黄花菜、黑木耳、葱末、姜末翻炒几下，加少量水、精盐、白糖、醋和香油，盖盖焖3分钟左右即可。

【功效】清热利湿，消炎解毒，明目安神。可以缓解小便不利、大便带血等症状。

黄花菜排骨汤

【原料】黄花菜50克，排骨100克，枸杞子、花生、姜、精盐各适量。

【做法】将黄花菜用清水泡30分钟，洗净；排骨洗净斩块；姜切片；砂锅中加水适量，将姜片、花生、排骨一同放入，小火炖2小时左右，投入黄花菜，继续煮5分钟左右，加枸杞子再煮2分钟左右，加精盐调味即可。

【功效】清热利湿，益精补血。适用于小便不利、水肿、黄疸等症。

妈妈们要注意，尽量不买新鲜的黄花菜，而用干的黄花菜，因为鲜黄花菜中含有一种叫"秋水仙碱"的物质，会在体内形成较大的毒性。

 ## 甘蓝：清利湿热还止痛

甘蓝就是我们常见的圆白菜，不管是绿色的，还是紫色的，都属于甘蓝，炒制后清脆爽口，很受大家欢迎。甘蓝性平，味甘，具有清利湿热、散结止痛、益肾补虚等功效，主治湿热黄疸、咽喉疼痛、消化道溃疡等症。因此，体内有湿热的宝宝可以常吃些甘蓝。妈妈可以将甘蓝

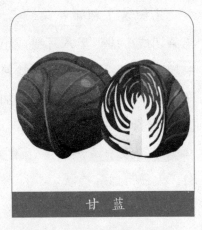

甘 蓝

打成汁后给宝宝饮用，也可以将甘蓝凉拌或者炒、煮后给宝宝吃。

甘蓝炒肉片

【原料】甘蓝300克，猪瘦肉50克，油、精盐、淀粉、生抽、花椒、葱花各适量。

【做法】将甘蓝大片取下来洗净切丝；猪瘦肉洗净切丝，用淀粉、生抽拌匀腌制10分钟；锅放油，油热后爆香花椒和葱花，放入肉丝翻炒至白；再加入甘蓝大火煸炒；待甘蓝熟后放精盐炒匀即可。

【功效】清利湿热，散结止痛，益肾补虚，滋阴润燥。很适合体内有湿热的宝宝食用。

对于1周岁内的宝宝，或者不太喜欢吃蔬菜的宝宝，妈妈可以将甘蓝搅打成汁后给宝宝饮用，不仅容易消化吸收，宝宝也更喜欢喝。

甘蓝汁

【原料】甘蓝300克，白糖适量。

【做法】将甘蓝洗净切碎，放入料理机中搅打成汁，倒入杯中，加入适量白糖即可。

【功效】清热利湿，散结止痛，补虚益肾。

甘蓝汁色彩艳丽，尤其是紫甘蓝，非常吸引宝宝，而且如果能在其中再加入一些水果，比如苹果、草莓等，不仅丰富了口味，而且宝宝更喜欢喝。

阴虚体质

阴虚体质的宝宝需要滋阴养阴，鸡蛋、猪肉、甲鱼、干贝、桑葚等食物，都具有这一作用，妈妈要多给阴虚体质的宝宝食用。

 鸡蛋：滋阴润燥的"平民补品"

鸡蛋性平，味甘，具有滋阴润燥、养心安神、益气养血等功效，是非常平民的补益食品，适宜虚劳吐血、热病惊厥、心烦不眠等症者食用，尤其是阴虚的人吃鸡蛋可以缓解阴虚的症状。鸡蛋营养丰富而全面，尤其是蛋白质不仅多，而且优质，其中卵白蛋白、卵球蛋白及卵黄蛋白，

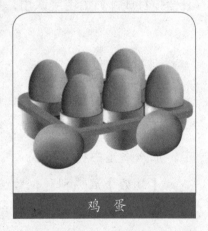

鸡蛋

都属于完全蛋白质，因此被营养学家和医学界认为是"完全蛋白质模式"、"理想的营养库"。

🌿 鸡蛋羹

【原料】鸡蛋2枚，精盐适量。

【做法】将鸡蛋打散，加入适量清水和精盐，放入锅中蒸10

分钟左右即可。

【功效】益气养血，滋阴润燥。

这种鸡蛋羹的做法最为简单，妈妈在此基础上，还可以加入肉末、蔬菜、卤汁、果仁等宝宝喜欢的食物。

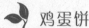 鸡蛋饼

【原料】面粉200克，鸡蛋1枚，淀粉、精盐、色拉油、葱末各适量。

【做法】将面粉、淀粉、精盐、色拉油加水适量搅拌均匀，静置15分钟左右；平底锅中刷一层薄薄的油，油热后倒入一大勺面糊，摊成面皮，待面皮凝固成型后打入鸡蛋，就像摊煎饼一样，用铲子将鸡蛋搅散，让蛋液均匀覆在面皮上，待蛋液凝固时将饼卷起；再小火稍煎一下，待蛋卷上色成金黄后，切块装盘即可。

【功效】健脾养胃，益气养血，滋阴润燥，补虚劳。

做好的鸡蛋饼中还可以裹入牛肉粒、生菜等。

 ## 猪肉：适合阴虚宝宝食用的滋阴佳品

猪肉性平，味甘、咸，具有滋阴润燥、益气养血、益精髓、补心肺、解热毒等功效，非常适合阴虚的宝宝食用。清代医家王孟英说猪肉"补肾液，充胃汁，滋肝阴，润肌肤，利二便，止消渴"，而在《罗氏会约医镜》也指出："其肉（猪肉）气味

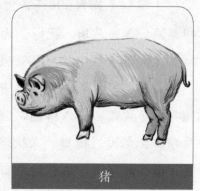

猪

最佳，能引人多吃饮食，长气力，倍精神。"因此，猪肉不仅具有滋阴养阴的功效，还是很好的滋补肉食。现代研究也表明，猪肉中含有丰富的蛋白质、脂肪、碳水化合物、多种维生素和多种微量元素。非常适合正在成长发育中的宝宝食用。

香菇炖猪肉

【原料】香菇5朵，猪肉100克，十三香、姜片、葱段、白糖、醋、精盐、老抽各适量。

【做法】将猪肉切成小方块，放入沸水锅中焯水洗净；香菇浸泡后洗净，切成块；锅放油烧热，倒入猪肉翻炒，加入白糖、醋、老抽上色后倒入炖锅中，加开水没过猪肉，放入香菇、葱段、姜片、十三香，小火慢炖1小时后，加精盐适量，再继续慢炖半小时即可。

【功效】滋阴润燥，补肾养血。非常适合阴虚的宝宝食用。

猪排是宝宝最喜欢的肉食之一，因此，妈妈给宝宝滋阴养阴，不妨多给宝宝做几次美味的红烧排骨。

红烧排骨

【原料】排骨500克，生抽、老抽、料酒、精盐、鸡精、五香粉、葱、姜、八角、花椒、油各适量。

【做法】锅中放水和花椒煮开，放入排骨大火煮开，捞出洗净沥干；葱切段，姜切片；锅中放油，放入葱、姜、八角爆香，倒入排骨炒至焦黄，烹入料酒，煸炒几下后，倒入生抽、老抽，撒入五香粉，加水没过排骨；大火烧开后，小火慢炖1个小时，加精盐调味，继续炖至汤汁黏稠后，加鸡精调味即可。

【功效】滋阴润燥，补肾养血，补虚损。

将猪排在花椒水中焯一下可以去腥，猪肉在焯水时也可以用此方法。

 甲鱼：滋阴清热的清补佳品

甲鱼性平，味甘，有滋阴凉血、清热散结、补肾等功效。甲鱼属于清补佳品，滋阴的效果尤其好，因此阴虚的宝宝，尤其是阴虚严重的宝宝，出现阴虚内热、阴虚火旺等，更适宜吃些甲鱼。人说甲鱼大补，其实指的也是在清补方面效果非常显著。而

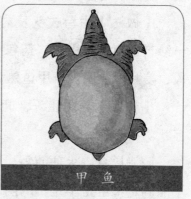

甲鱼

且，现代医学研究也表明，甲鱼中含有丰富的蛋白质、钙、磷、维生素等人体必需的营养素，不仅可以明显提高机体的免疫力，同时还有助于宝宝的生长发育。而且甲鱼的背壳，是一种滋阴补血的良药，中医称为鳖甲。

甲鱼汤

【原料】甲鱼1只，枸杞子、沙苑子各20克，精盐、姜片、葱段、料酒各适量。

【做法】将甲鱼去头和内脏洗净，放入砂锅中，加水适量，并加入枸杞子、沙苑子、姜片、葱段及料酒、精盐，一同炖至甲鱼熟即可。

【功效】滋阴益气。用于气阴两虚、肝肾不足，表现为气短乏

力、手足心热等症。

在这款汤的基础上，妈妈还可以加入鸡胸肉及香菇等食材，可以让食料更丰富。

 黄芪小麦甲鱼汤

【原料】甲鱼1只，浮小麦50克，黄芪15克，精盐、料酒、葱段、姜片各适量。

【做法】甲鱼去头及内脏，洗净；浮小麦和黄芪洗净后装入一纱布包中；将甲鱼、药包一同放入砂锅中，加入精盐、料酒、葱段、姜片，一同炖至甲鱼熟，去药包，吃肉喝汤即可。

【功效】养阴止汗。用于阴虚内热、盗汗、五心烦热等阴虚症状。

腹满厌食、大便溏泻、脾胃虚寒的宝宝不能吃甲鱼。而且如果不能确定宝宝是不是真的阴虚内热，那么建议也不要吃甲鱼。另外甲鱼一定要吃活的，死的有毒性。

蛤蜊：物美价廉的滋阴佳品

蛤蜊性寒，味咸，具有滋阴润燥、利尿消肿、软坚散结等功效，《本草经疏》中就记载："蛤蜊其性滋润而助津液，故能润五脏、止消渴，开胃。"由此可见蛤蜊的滋阴润燥功效。阴虚体质或阴虚的患者，包括干燥综合征患者等，都可以吃。蛤

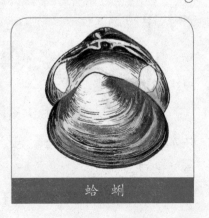

蛤　蜊

蜊肉质鲜美无比，有"天下第一鲜"、"百味之冠"的美誉，不仅如此，蛤蜊的营养还比较全面，蛋白质、脂肪、碳水化合物、铁、钙、磷、碘、维生素、氨基酸和牛磺酸等含量都较高，实属物美价廉的滋阴佳品。

胡萝卜蛤蜊粥

【原料】粳米50克，蛤蜊肉干100克，胡萝卜1根，姜丝、鸡精各适量。

【做法】将蛤蜊肉干用清水冲洗干净，泡30分钟备用；胡萝卜洗净切丝；粳米淘洗干净，如常法煮粥，先煮10分钟后，加入胡萝卜和姜丝、蛤蜊肉，继续煮至粥熟，调入鸡精即可。

【功效】滋阴润燥，明目消肿，益气补血。

蛤蜊肉干本身就是咸味的，所以在做这款粥时，可以不用加盐。不过如果粥味太淡的话，也可以少量加盐。

蛤蜊滚黄瓜

【原料】蛤蜊3只，黄瓜100克，猪瘦肉30克，冬菇3朵，生姜、精盐、油、料酒、淀粉、生抽各适量。

【做法】将蛤蜊浸泡洗净，放入沸水中稍滚至开口取出，冷水冷却后取出蛤蜊肉；猪瘦肉洗净切薄片，用淀粉抓匀；冬菇浸泡后去蒂，洗净，切片；黄瓜洗净，切厚片；锅烧热油，烹入少许料酒，再加入适量水，大火烧开后，下冬菇、肉片、黄瓜滚至熟，然后下蛤蜊肉滚至熟，调入适量精盐和少许生抽便可。

【功效】清热利水，滋阴明目。

蚌肉：清热滋阴助成长

中医学认为，蚌肉性寒，味甘、咸，具有清热滋阴、养肝凉血、熄风解酒、明目定狂等功效，对于烦热、消渴、血崩、带下、痔瘘、目赤、湿疹等症有疗效。现代医学研究表明，蚌肉中含有大量的蛋白质、脂肪、维生素、钙、铁、磷、硒等机体所需的营养素。因此，阴虚的宝宝常吃蚌肉不仅能滋阴，还有助于身体的成长。

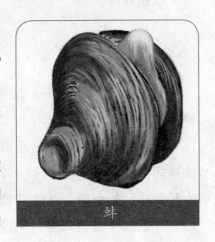

蚌

蚌肉粥

【原料】新鲜蚌肉、粳米各50克，麻油、料酒、精盐、葱、姜各适量。

【做法】葱、姜切末；粳米淘洗干净，锅中加水烧沸，倒入粳米按常法煮粥；另起一锅，下麻油烧热，倒入蚌肉翻炒，再加入料酒、精盐、葱末、姜末，炒至蚌肉熟后盛出，待粥熟时，倒入粥中，继续稍煮片刻即可。

【功效】滋阴清热，明目解毒，凉血养肝。

在烹制河蚌时，要事先将蚌肉取出来洗净，灰黄色的鳃和背后的黑色泥肠要择去；斧足部分用刀背拍松，这样煮熟后才嚼得动。

蚌肉汤

【原料】新鲜蚌肉100克，花生油、料酒、姜汁、精盐各适量。

【做法】将蚌肉洗净；锅中放花生油烧热，放入蚌肉翻炒，烹入料酒和姜汁，再加适量清水煮至蚌肉熟，加精盐调味即可。食蚌肉饮汤。

【功效】滋阴和血，除湿清热。

因为蚌肉性寒，肉质较硬，不易被消化吸收，因此脾胃虚寒、便溏泄泻的宝宝不能吃。

桑葚：最补肝肾之阴的美味水果

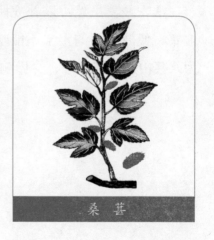
桑葚

中医学认为，桑葚性寒，味甘，具有补肝益肾、滋阴补血、生津润肠等功效，最补肝肾之阴。而"肾为先天之本"，"肝肾同源"，肝肾阴津滋补好了，阴虚的症状就能得到缓解。桑葚果肉饱含汁液，是一种气清香、味甜酸的水果。桑葚中含有苹果酸、维生素A、B族维生素、铁、钙、钾、胡萝卜素等营养成分，非常适合宝宝的身体成长所需。因此阴虚体质的宝宝要多吃些桑葚。

桑葚蜂蜜膏

【原料】桑葚500克，蜂蜜200克，精盐适量。

【做法】桑葚用盐水浸泡洗净，水煎取汁，然后再用小火煎熬成膏，最后加入蜂蜜拌匀即可。每次10克，每日2~3次。

【功效】滋阴补血，润燥生津。非常适合阴虚体质的宝宝服用。

在给宝宝服用此膏时，妈妈要用适量的温开水将此膏化开后再给宝宝服用。吃不完的膏要放在冰箱中密封冷藏。

桑葚杞枣膏

【原料】桑葚、枸杞子、红枣各250克，白糖500克。

【做法】将桑葚、枸杞子、红枣分别洗净，红枣去核；三者一同放入锅中加水煎煮成膏；再加白糖搅拌至溶化即可。每日服10克，温开水冲服。

【功效】滋补肝肾，滋阴补血。用于治疗肝肾阴虚症。

常吃桑葚虽然可以补充阴津不足，但桑葚性寒，因此，脾胃虚寒、便溏泄泻的宝宝不能吃。能吃桑葚的宝宝也不能多吃，因为桑葚中还含有鞣酸，会影响身体对钙等营养物质的吸收。

阳虚体质

　　阳虚体质的宝宝在调理上需要以温阳助阳、温养肝肾为原则，雀肉、干姜、肉桂、荔枝、茴香、大虾等都具有助阳的功效，妈妈要适量给阳虚的宝宝食用。

 ## 雀肉：壮阳益精，暖身体

　　雀肉性温，味甘，入心、小肠、肾、膀胱经，具有温肾益气、壮阳益精、暖腰膝、缩小便等功效，适用于肾阳虚弱、头晕眼花、萎靡不振、畏寒肢冷等症，凡阳虚羸弱、小便频数、腰膝怕冷、四肢不温者，都适合吃雀肉。现代营养学研究也表明，雀肉含有丰富的蛋白质、脂肪、胆固

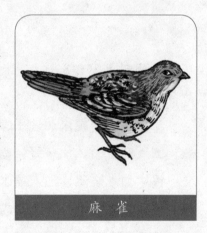

麻雀

醇、碳水化合物、钙、锌、磷、铁等多种营养成分，还含有维生素B_1、维生素B_2等，能补充人体的营养所需。特别适合正在成长发育的宝宝食用。

红烧麻雀

【原料】麻雀5只，油、料酒、生姜、葱、酱油、白糖、精盐各适量。

【做法】麻雀宰杀洗净；葱切段，姜切片；锅中加油烧热，投入麻雀肉，煸炒2分钟后，烹入料酒、姜片、葱段、酱油和白糖，加入适量清水，炖煮30分钟左右，待麻雀肉熟烂时，加入精盐调味即可。

【功效】壮阳益精，温肾补虚。治疗肾阳虚弱、腰膝冷痛、小便频数等症。

雀肉不仅可以红烧，还可以与粳米一起煮粥。

 麻雀粥

【原料】麻雀3只，粳米100克，料酒、精盐、油、葱段、姜片各适量。

【做法】将粳米淘洗干净；麻雀宰杀、洗净；锅中放少许油烧热，倒入麻雀肉，加葱段、姜片煸炒片刻，烹入料酒；继续翻炒至熟；锅中加水烧沸，加入粳米和雀肉一同煮粥，待粥将成时，加入精盐调味，继续煮一二沸即成。可以作为冬季早晚餐食用。

【功效】温肾助阳，益精补虚。适合肾阳虚弱、多尿、腰酸怕冷等症。

麻雀肉性温助热，因此阳热亢盛或阴虚火旺的宝宝不宜食用；感冒发热、便秘尿赤、身体有炎症者也不能吃雀肉，另外，不宜在夏季食用。

干姜：温中回阳，驱寒暖身

干姜性热，味辛，具有温中散寒、回阳通脉、燥湿消痰、温肺化饮等功效，尤其是温脾寒的效力更大，凡阳虚怕冷、脘腹冷痛、四肢不温、呕吐泄泻、寒饮喘咳的宝宝都能用干姜食疗。《别录》中记载干姜能治"寒冷腹痛"，《药性论》也记载干姜可以治疗"腰肾中疼冷，冷气……去风

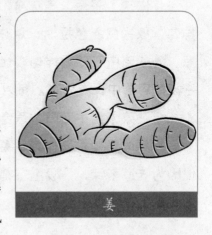

毒冷痹，夜多便。治嗽，主温中，霍乱不止，腹痛，消胀满冷痢"，还说"病人虚而冷，宜加用之"，这些中医典籍中对干姜的记载，都表明了它温中祛寒的功效。干姜一般都作为作料用于膳食中。

干姜白灼虾

【原料】姜丝30克，虾300克，精盐适量。

【做法】将虾处理干净；姜丝入油锅中爆到香、干，接着倒入一碗水在锅中，煮沸后，倒入处理干净的虾，稍滚至虾壳变红时，撒入少许精盐即可。

【功效】温中回阳，温肾暖脾。非常适合怕冷的宝宝食用。

妈妈在做这道菜时，要注意将姜丝爆干、爆香，虾不能煮太久，要保持鲜味。煮的时候可以加盐也可以不加盐，原味虾味道更鲜。

葱姜油

【原料】葱100克，姜50克，精盐、色拉油各适量。

【做法】将葱、姜洗净，分别切成碎末，放入碗中，加入精盐拌匀；取锅倒入色拉油，烧热至约150℃时，将热油直接倒入盛有葱、姜的碗中，然后拌匀，让葱、姜末和油充分混合，放凉置于一密闭的容器中保存即可。可以作为蘸料或夹在饼、馒头中食用。

【功效】温中回阳。适合阳虚体质的宝宝食用。

新鲜的生姜可以作为蔬菜直接炒着吃，比如搭配鸡蛋一起炒，但因为味道辛辣，一般宝宝都难以接受，所以还是用干姜以作料的形式搭配在膳食中较好。

肉桂：补元阳，暖脾胃，散寒气

肉桂性热，味辛、甘，是厨房中常备的调味料之一，具有补元阳、暖脾胃、通血脉、散寒气、乌发美容、防癌抗癌等功效，凡是阳虚怕冷、四肢不温、腰膝冷痛的人，都可以食用。《日华子本草》记载其"治一切风气，补五劳七伤，通九窍，利关节，益精，明目，暖腰膝，破痃癖症

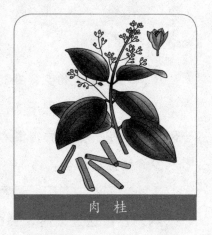

肉　桂

瘕，消瘀血，治风痹骨节挛缩，续筋骨，生肌肉。"《本草纲目》也说它"治寒痹……治阳虚失血"。这些中医古籍中对肉桂的记载，就说明了肉桂补阳的功效。

肉桂姜糖饮

【原料】肉桂5克，老姜1块，红糖少许。

【做法】老姜洗净切片，和肉桂一同放入锅中，加水适量煎煮10分钟左右，取汁加红糖即可。

【功效】温补肾阳，通血脉。能够改善手足冰冷等现象。

肉桂、老姜和红糖都具有温热的效果，因此这款肉桂姜糖饮，热性很大，如果不是阳虚体质的宝宝，妈妈则不能给他饮用。

 肉桂炖乳鸽

【原料】肉桂10克，乳鸽500克，姜、精盐、鸡精、白糖各适量。

【做法】乳鸽斩块余水，肉桂洗净，姜切片待用；锅上火，放入清水、肉桂、乳鸽、姜片和白糖，大火烧开后转用小火煲炖40分钟左右，加精盐、鸡精调味即成。

【功效】温肾补阳，暖脾养胃，补中益气，通血脉，散寒气。肾阳不足、脾胃虚寒者都可以食用。

肉桂属于辛热药，每次用量不宜过大，有报道称，顿服肉桂末110克后，就会发生头晕、眼花、眼胀、眼涩、咳嗽、尿少、干渴等毒性反应。另外，有口渴、咽干舌燥、咽喉肿痛、鼻出血等热性症状及各种急性炎症的宝宝，均不宜服用肉桂。

荔枝：适合阳虚宝宝吃的一种温补水果

荔枝性温，味甘、酸，是一种温补的果品，具有暖补脾胃、补益气血、添精生髓、温滋肝血等功效。阳虚又兼气血亏虚的人，最适合吃荔枝。荔枝与香蕉、菠萝、桂圆一同号称"南国四大果品"，其所含的营养成分非常丰富，其中有果胶、苹果酸、柠檬酸、游离氨基酸、果糖、葡萄糖、铁、钙、磷、胡萝卜素以及维生素B_1、维生素C及粗纤维等成分。是阳虚宝宝非常适宜食用的一种水果。

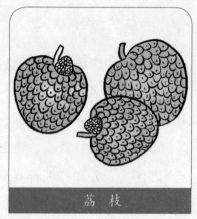

荔 枝

荔枝虾仁

【原料】虾仁100克，荔枝200克，芦笋500克，红椒、黄椒、青椒各半个，姜片、生粉、精盐、油各适量。

【做法】将荔枝剥壳去核，放入淡盐水中泡一下；虾去头尾、虾线和皮，洗净，加入适量精盐、生粉抓匀，腌制10分钟；锅中烧开水，加入适量的精盐和几滴油，下入芦笋快速焯水后冲凉，切成小段；红椒、黄椒、青椒洗净后，切成小段；锅中加油烧热，下姜片和虾仁一起翻炒两下后，下入芦笋和彩椒段继续翻炒一会儿；再加入荔枝，翻炒几下后，加少量水淀粉勾芡，收汁即可。

【功效】温肾补阳，暖补脾胃，补气养血，添精生髓。

这道菜色泽艳丽，味道鲜美香浓，很容易勾起宝宝的食欲。不过一次性不能给宝宝吃太多。

包浆荔枝

【原料】荔枝10个，芝士10克，淀粉、鸡蛋、面包糠、油各适量。

【做法】将荔枝去皮、核；芝士切条；鸡蛋打散；将芝士塞进荔枝，裹上淀粉，再蘸些蛋液，最后裹上面包糠；锅中加油适量，烧热后，将裹好的荔枝一个个下入油中煎炸，炸至表面金黄、发硬后入盘。

【功效】暖补脾胃，补气养血，温阳补肾。

荔枝性热，一次性吃太多的话会上火，因此，妈妈要注意不能让宝宝吃太多。

 ## 茴香：温中散寒的调味品

茴香性温，味甘、辛。茴香有大茴香与小茴香之分，大茴香就是我们厨房常备的八角，小茴香是蔬菜茴香成熟的干燥果实，样子像孜然。不过两者都有温阳补火、散寒理气的作用。阳虚火衰和寒凝气滞的人都适合食用。《本草汇言》记载"茴香为温中快气之药"，而《唐本草》也记

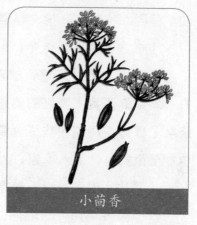

小茴香

载"茴香善主一切诸气，为温中散寒、立行诸气之要品"。由此可以看出茴香的温中散寒的功效。蔬菜茴香其实也具有温中散寒的功效，只是功效比起大、小茴香来要弱得多。

茴香饺子

【原料】饺子粉500克，蔬菜茴香300克，猪肉馅100克，鸡蛋、精盐、葱末、姜末、香油、老抽、料酒各适量。

【做法】将饺子粉加水适量和成面团，加盖醒30分钟；将肉馅放入盆中，放入葱末、姜末、香油、料酒、鸡蛋、老抽，顺着一个方向搅拌均匀；蔬菜茴香洗净沥干水分后切成末，倒入肉馅中，加适量精盐搅拌均匀；面团分成小剂子，擀成饺子皮，将馅包入，开水下锅煮熟即可。

【功效】温中散寒。适合阳虚、身体怕冷的宝宝食用。

蔬菜茴香的温中祛寒效果因为比较弱，因此阳虚体质的宝宝除了要多吃以外，还是应该以大、小茴香为主温中。

茴香鸡翅

【原料】鸡翅10个，小茴香10克，鸡蛋1枚，吉士粉、色拉油、蒜蓉、精盐、味精、料酒、鸡精各适量。

【做法】将鸡翅洗净，用刀切三道口子，放入盆中，取蒜蓉水（蒜蓉加水）浸过鸡翅，放入精盐、味精、鸡精、料酒腌5小时左右；鸡蛋取蛋黄；腌好的鸡翅用蛋黄、吉士粉搅拌上浆；锅中加油烧至七成热，将鸡翅炸成金黄色捞出；锅留底油，下入小茴香和蒜蓉炒至微黄时，下入鸡翅，大火煸炒出鸡翅熟、香味浓郁即可。

【功效】温阳补火，散寒理气，补血益气。

这道茴香鸡翅香味浓郁，肉质鲜香，非常适合宝宝食用，也很容易引起宝宝的食欲，妈妈不妨给阳虚体质的宝宝多做几次。

虾：益气滋阳，宝宝最喜欢的海味

虾是大家很熟悉的一种海鲜产品，其肉质松软，易消化，也很美味。中医学认为，虾性温，味甘，具有补肾壮阳、通乳抗毒、养血固精、化瘀解毒、益气滋阳、通络止痛、开胃化痰等功效。适用于身体虚弱、神经衰弱、筋骨疼痛、手足抽搐、皮肤溃疡等患者食用。现代营养学研究表明，虾的营养价值极为丰富，脂肪、微量元素（磷、锌、钙、铁等）和氨基酸含量极高，尤其是钙的含量非常高，能增强人体的免疫力。因此，阳虚体质的宝宝可以多吃些虾。

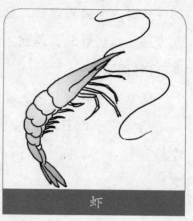

虾

清蒸大虾

【原料】大虾500克，香油、料酒、酱油、味精、醋、葱、姜、花椒、清汤各适量。

【做法】大虾洗净，剪去脚、须，摘除沙袋、沙线和虾脑，切成四段；葱切丝，姜一半切片，一半切末；将大虾摆入盘内，加入料酒、味精、葱丝、姜片、花椒和适量清汤，上笼蒸10分钟左右，取出，拣去葱、姜、花椒装盘，用醋、酱油、姜末和香油兑成汁蘸食即可。

【功效】补肾壮阳，益脾胃。

这道大虾色泽鲜艳，清鲜可口，是宝宝补阳、成长的理想菜肴。

红烧大虾

【原料】大虾500克，生抽、白糖、蒜、油各适量。

【做法】大虾洗干净后，剪去虾枪，沥水待用；锅中入油，待四成热时入大蒜瓣爆锅，至蒜瓣金黄色，倒入大虾爆炒30秒钟，倒入生抽、白糖炒匀，再倒入没及一半虾身的水，盖盖煮开后，继续煮2分钟即可。

【功效】补肾壮阳。非常适合阳虚体质的宝宝食用。

给宝宝烹制虾时，最好用海虾。河虾虽然也有补阳作用，但吃后容易上火，而海虾相对来说不容易上火，且补肾壮阳的效果更好。

气郁体质

气郁体质的宝宝需要疏肝解郁，萝卜、橙子、茼蒿、韭菜、玫瑰花等都具有此功效，妈妈可以给气郁体质的宝宝多吃一些。

 ## 萝卜：下气消食，很适合气胀食滞的宝宝吃

中医学认为，萝卜性平，味甘、辛，具有下气消食、除痰润肺、解毒生津、和中止咳、利大小便等功效，肺痿肺热吐血、气胀食滞、痰多、口干口渴、小便不畅等症，都可以通过吃萝卜来得到缓解。萝卜素有"小人参"的美称，同时民间还有不少如"萝卜上市，医生没事"、"冬吃萝卜夏吃姜，不劳医生开药方"这类的俗语，可见萝卜的养生功效。萝卜分多种，我们在此所说的主要是白萝卜。对于一些气郁的宝宝，妈妈除了可以给他适量吃一些生萝卜外，还可以用萝卜制成各种佳肴给宝宝吃。

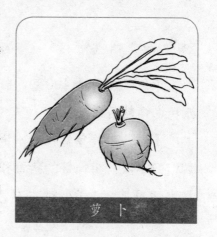

萝卜

溜炒白萝卜

【原料】白萝卜400克，黑木耳10克，花生油、淀粉、白糖、葱、姜、精盐、味精各适量。

【做法】黑木耳事先用水浸泡，洗净，撕成小朵；白萝卜洗净去皮切成薄片；葱切段，姜切片，淀粉加水调成水淀粉；锅中倒油烧热，放入萝卜片翻炒，再放入葱段、姜片、白糖、精盐、黑木耳和味精，继续翻炒几下，至黑木耳和萝卜熟后即可。

【功效】消食下气。适合气胀食滞的宝宝食用。

白萝卜味道清淡，最宜搭配肉炖汤，比如与羊肉、牛肉、猪肉等一起炖煮，味道香浓，大家都很爱吃。

萝卜骨头汤

【原料】猪骨400克，白萝卜200克，香叶、姜片、枸杞子、鸡精、精盐各适量。

【做法】将猪骨入冷水锅中，烧开去血水洗净；白萝卜去皮，切滚刀小块；将焯好的猪骨和萝卜、香叶、姜片一同放入炖锅中，加水适量炖煮1.5小时左右，加入枸杞子，再继续炖煮半小时左右，调入鸡精、精盐即可。

【功效】补中益气，下气消食。

对于气郁上火生痰者，多吃些萝卜可以起到清热化痰、解毒生津、和中止咳等作用。但对于脾胃虚弱，以及进食不化、体质虚弱者，要少吃萝卜为宜，因为萝卜性寒，吃多了不仅起不到它应有的作用，反而会加重脾胃的虚弱症状，让体质更差。

橙子：宽胸膈、开胃下气的佳品

橙子又叫"黄果"、"金环"，其性凉，味酸，具有止呕恶、宽胸膈、生津止渴、开胃下气、助消化的功效。《玉楸药解》记载橙子具有"宽胸利气，解酒"的功效，《纲目拾遗》也认为橙子"消顽痰，降气，和中，开胃，宽膈，健脾"。橙子营养丰富而全面，内含蛋白质、脂肪、

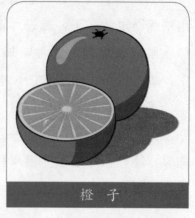

橙子

膳食纤维、碳水化合物、胡萝卜素、维生素、硫胺素以及钾、钠、钙、镁、铁、锌等营养物质，还含有橙皮苷、柚皮芸香苷、檬苦素、柠檬酸、苹果酸等。橙子中的纤维素和果胶物质，能够促进肠道蠕动，有利于排除体内有害物质。

橙子胡萝卜汁

【原料】橙子2个，胡萝卜1根。

【做法】将胡萝卜洗净，切成小块；橙子去皮，切成块，和胡萝卜块一同放进榨汁机中榨汁即可。

【功效】宽胸降气，健脾开胃，宽膈和中。

橙子还可以和苹果、香蕉等一起搭配榨汁，味道都很不错。妈妈可以经常给气郁的宝宝榨橙汁饮用。

香橙果冻

【原料】橙子5个，鱼胶片10克，蜂蜜适量。

【做法】橙子去皮和白色的瓤，然后放入料理机中搅打成汁，用细筛网过滤一下，撇去浮沫；鱼胶片用凉开水浸泡至软，然后隔热水溶化，与橙汁混合，加入适量蜂蜜拌匀；将橙汁倒入硅胶模中，放入冰箱冷藏5~6个小时即可。

【功效】宽胸降气，健脾开胃。

果冻是孩子很喜欢的一款零食，妈妈自己在家给宝宝做这款果冻时，注意榨汁后加适量水稀释；鱼胶片可以适量多放一些，这样成冻后更容易脱模。

茼蒿：宽中理气，气郁宝宝不可少

茼蒿性平，味辛、甘，具有行肝气、消食开胃、通便利腑等功效。茼蒿中含有特殊香味的挥发油，有助于宽中理气，消食开胃，增加食欲。茼蒿中所含的粗纤维还有助于肠道蠕动，促进排便，达到通腑利肠的目的。特别是肝郁气滞所致的善怒、频频叹气、胸胁胀痛等症，食用茼蒿可

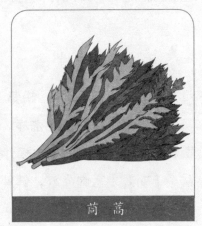

茼蒿

以去除症状。因此，气郁体质的宝宝可以多吃些茼蒿。

🌿 茼蒿炒鸡蛋

【原料】茼蒿300克，鸡蛋2枚，精盐、花生油、蚝油、蒜瓣各适量。

【做法】茼蒿切段，放入沸水中稍焯一下盛出；鸡蛋打碎搅拌均匀；锅内放花生油烧热，倒入鸡蛋炒成块后盛出；锅内放油，炒香蒜瓣，加入焯过的茼蒿，炒绿后加入鸡蛋，放精盐和蚝油，翻炒均匀，装盘即可。

【功效】宽中理气，消食开胃。

茼蒿有股辛香味道，有些宝宝不太喜欢吃，妈妈可以变换一下制作的方法，或许宝宝就喜欢了，比如蒸茼蒿。

🌿 蒸茼蒿

【原料】茼蒿、面粉、蒜泥、蚝油、生抽、精盐、香油各适量。

【做法】将茼蒿洗净，切大段，晾干水分；用面粉拌匀晾好的茼蒿，保证每段上都沾匀面粉（也可以在面粉中加入一点粗粮玉米面）；锅内放适量水，烧至水滚，上笼屉，并放上半干的湿笼布，放入拌好的茼蒿，大火蒸5～6分钟即可；将蒜泥、蚝油、生抽、精盐、香油兑成料汁，吃时拌匀即可（不喜欢蒜的，也可以用芝麻酱）。

【功效】疏肝理气。可以缓解因气郁引起的肝区不适、善怒、频频叹气、胁肋胀痛，甚至累积脾胃，出现脘腹胀满、消化不良等症状。

茼蒿辛香滑利，脾虚虚弱、腹泻的宝宝不能食用。

韭菜：缓解气郁的平民蔬菜

韭菜，又叫"起阳草"。中医学认为，韭菜性温，味甘、辛，具有活血散瘀、理气降逆、补肾助阳、温中开胃、润肠通便等功效，可以缓解因气郁引起的一些不适症状。《本草拾遗》中就记载韭菜"温中，下气，补虚，调和腑脏"。韭菜的营养价值很高，含有大量的蛋

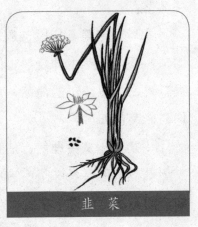

韭 菜

白质、纤维素、维生素等营养素，而且还含钙、磷、铁等矿物质。不仅可以缓解气郁体质的宝宝的不适症状，还有助于宝宝的身体发育成长。

韭菜合子

【原料】韭菜200克，面粉300克，鸡蛋2枚，虾皮、精盐各适量。

【做法】将面粉加水适量揉成面团，醒20分钟；韭菜洗净切碎；鸡蛋炒熟捣碎，与虾皮一同放入韭菜中，加入精盐拌和均匀；面团揉匀后，分成剂子，逐个擀成面饼，放入适量的馅，封口；锅中放油少许，烧热后放入韭菜合子，烙至两面金黄即可。

【功效】理气降逆，升发阳气。

韭菜的芳香味道很容易引起宝宝的食欲，因此，妈妈不妨给气郁体质的宝宝多用韭菜做些菜肴。

韭菜炒鸡蛋

【原料】韭菜200克，鸡蛋3枚，精盐、油各适量。

【做法】韭菜择洗干净，切成小段；鸡蛋打散搅匀，倒入韭菜段，再加入适量精盐，搅匀；锅中加油烧热，倒入韭菜鸡蛋液；大火炒至韭菜鸡蛋熟即可。

【功效】理气降逆，益气活血。适合气郁的宝宝食用。

春季吃韭菜最适宜。《本草纲目》中就说韭菜"春食则香，夏食则臭"，说春天吃韭菜味美香浓，但夏天吃的话，就难免会有一股烂臭的味道。而且"春应肝"，春天肝气升发，吃韭菜也有助于疏肝理气，帮助肝气升发。

玫瑰花：活血理气的花茶精品

玫瑰花是大家喜欢的一种花茶。中医学认为，玫瑰花味甘、微苦，性温，有显著的理气解郁、活血散瘀和平肝的功效，因为气郁引起的一些不适症状，都可以通过玫瑰花解肝郁得到缓解。玫瑰花药性温和，可以温养心肝血脉，舒发体内郁气，起到镇静、安抚、抗抑郁的功效。《本草纲

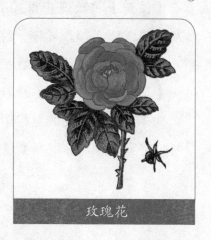

玫瑰花

目拾遗》中就说："玫瑰露气香而味淡，能和血平肝，养胃宽胸散郁。"古人曾用蒸馏的方法把玫瑰花蕾制成玫瑰露，饮用之后可以养肝舒肝，解郁。因此，气郁体质的宝宝还可以适量服用一些玫瑰花。

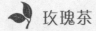 玫瑰茶

【原料】玫瑰花5克。

【做法】将玫瑰花放入带盖的杯子中，冲入沸水，闷泡10分钟左右就可以饮用了。

【功效】理气解郁，活血散瘀。

妈妈可以用一个大的玻璃杯冲泡玫瑰花茶，看着其中的花朵，更容易让宝宝喜欢，因此爱上玫瑰花茶。每次喝时，不要一次喝完，要留下1/3杯的茶水，再加上开水，泡上片刻，而后再喝。妈妈可以根据宝宝的喜好，加入适量冰糖或蜂蜜，喝起来更加甘甜可口，宝宝更喜欢。

 玫瑰花膏

【原料】玫瑰花蕾100克，红糖500~1000克。

【做法】将玫瑰花蕾加清水，煎煮20分钟后滤去花渣，再继续熬煮成浓汁，加入红糖，熬成膏状即可。每天服1茶匙，长期食用，效果更佳。剩余的膏剂可以放进冰箱贮藏。

【功效】疏肝解郁，补血养气，滋养容颜。

如果在用玫瑰花的过程中，宝宝出现了拉肚子的情况，妈妈要及时给宝宝停服，给宝宝重点补补脾胃。

痰湿体质

　　痰湿体质的宝宝需要多吃一些祛痰化湿作用的食物，薏米、冬瓜、白扁豆、黄豆芽等，都适合痰湿体质的宝宝食用。

 ## 薏米：主食中的利水渗湿良药

　　薏米性微寒，味甘、淡，具有利水消肿、健脾祛湿、舒筋除痹、清热排脓等功效，是常用的利水渗湿药。现存最早的医书《神农本草经》将薏米列为上品，说它可以治湿痹，利肠胃，消水肿，健脾益胃，久服轻身益气。因此痰湿体质者多吃可以排湿邪。

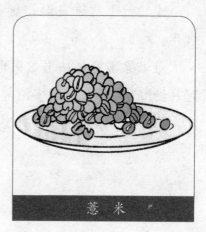

薏米

四仁扁豆粥

　　【原料】薏米、粳米各50克，红小豆20克，冬瓜仁、白扁豆各15克。

　　【做法】将上述所有原料淘洗干净，凉水浸泡1小时，然后一同倒入锅中，大火煮沸，再转为小火熬煮至粥稠豆烂即可。

　　【功效】健脾渗湿，利水化痰，润肠通便。

　　痰湿的宝宝多是因为饮食不节引起的，不是有暴饮暴食的习惯，就是因为平时吃肉食类太多了，导致脾胃虚弱，消化不及，慢慢生湿，脾又无能力将多余的湿邪排出体外，所以就成痰湿了。薏米属于粗粮的一种，多吃些有助于消化，更利于痰湿的排出。因此，妈妈要给痰湿体质的宝宝多吃些薏米。

🍃 冬瓜薏米汤

【原料】冬瓜500克，薏米50克，精盐适量。

【做法】将冬瓜去瓤、子，洗净后切块；薏米淘洗干净，事先浸泡5~8个小时；然后将冬瓜块和薏米一同放入锅中，加水适量煲汤，小火慢煮40分钟即可。吃冬瓜、薏米喝汤。

【功效】利尿去湿，健脾除痹。非常适合痰湿体质的宝宝食用。

薏米除湿好，祛暑效果也好，在闷热多雨的夏季里，身体最容易受湿邪所困，此时多给宝宝吃些薏米，既可以将体内的湿邪排出，同时还可以起到祛暑的效果，可谓一举多得。

❤ 冬瓜：利水祛湿的好食材

冬瓜性微寒，味甘，具有清热解毒、利水消痰、除烦止渴、祛湿解暑等功效。冬瓜肉质细嫩，味道清淡，是清热解暑除湿的好食材。《神农本草经》中就记载冬瓜"久服轻身耐老"。陶弘景在《本草别录》中说冬瓜"利小便，治腹水肿胀"，后世中

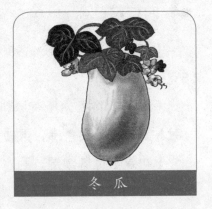

冬 瓜

医典籍也多说冬瓜具有消肿胀、清热毒、利小便的功效。由此，冬瓜利水消痰的功效就可见一斑了。而且现代医学研究也表明，冬瓜的钠含量非常低，因此有明显的利尿作用。

冬瓜荷叶炖水鸭

【原料】冬瓜、水鸭肉各300克，嫩荷叶3小块，薏米、赤小豆各20克，精盐、味精各适量。

【做法】水鸭肉洗净，切成块；冬瓜去瓤留子，洗净，连皮切成块；嫩荷叶洗净；薏米、赤小豆浸透后淘洗干净；将所有料放入锅中，加水烧沸继续炖煮半小时后，用中小火炖2个小时；炖好后，加入适量精盐、味精调味即可。

【功效】润肺养肾，祛湿化痰，清热解毒。

之所以不去冬瓜皮和子，就是因为冬瓜皮有利水消肿、清热解暑的作用，而冬瓜子清肺化痰，利湿排脓，利湿、利水的效果都非常好。

冬瓜皮饮

【原料】冬瓜皮、赤小豆各100克，西瓜皮、白茅根各20克，玉米须10克。

【做法】将以上各物洗净，冬瓜皮、西瓜皮切块，赤小豆事先浸泡5个小时；将所有原料一同放入锅内煎煮为汤。每日1剂，分3次饮用。

【功效】清热止渴，利水消肿，化痰祛湿。

在做冬瓜菜时，很多妈妈还是会将冬瓜皮去掉，这是因为她们担心冬瓜皮外层的白霜会影响身体的健康。其实，这层白霜是冬瓜成熟时表皮细胞分泌的蜡质，是为了防止外界微生物侵害，同时也为了减少瓜内水分的蒸发。这种白霜对人体是无害的，所以妈妈可以放心将瓜皮用于食疗方中。

白扁豆：健脾利湿的"脾之谷"

白扁豆性微温，味甘，具有健脾化湿、利尿消肿、和中消暑等功效，主治脾虚兼湿、食少便溏、湿浊下注、暑湿伤中等症。李时珍称白扁豆为"脾之谷"，说白扁豆"其性温平，得乎中和，脾之谷也。止泄泻，暖脾胃"。可见白扁豆对于脾的养护作用。芳香可以燥湿，就是说

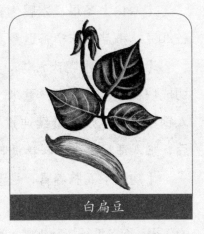

白扁豆

气味芬芳、性偏温燥的药食可以化湿，而白扁豆正是这种食物，气味芳香，且性温平，能够促进脾功能健运。有句话叫"脾得香而能舒"，白扁豆的芳香气味可以令脾气舒张运转，有效运化水湿。因此，痰湿体质的宝宝可以多吃些白扁豆。

 扁豆薏米绿豆粥

【原料】白扁豆、薏米、绿豆各50克，白糖适量。

【做法】将白扁豆和薏米淘洗干净后，用水浸泡5~8小时，绿豆洗净（不用浸泡），与浸泡好的白扁豆和薏米一同放入锅中（连同浸泡过的水一同倒入锅中），大火煮开后，小火继续煮约1小时左右，煮至薏米和扁豆熟烂后即可。吃的时候可以加入白糖调味。

【功效】健脾益胃，利湿化痰，消暑清热。对于脾胃虚弱、食欲不振、身热烦渴、消化不佳者有助益。

如果宝宝体质痰湿，妈妈不妨在厨房中准备一些白扁豆，不管是煮粥，还是炖菜时，只要觉得能够将白扁豆煮熟，那么就可以随便放上一些，让它充分起到养脾化湿的作用。

 白扁豆红汁猪皮

【原料】猪皮500克，白扁豆100克，姜、精盐、蒜、葱、蒜蓉辣酱、橄榄油、湿淀粉、香菜各适量。

【做法】白扁豆洗净后用清水浸泡，姜切片，蒜拍裂，葱切丝，香菜洗净切末；锅中加水适量，放入白扁豆、姜、蒜、精盐，将白扁豆煮熟；猪皮洗净后再沸水锅中焯水，待到不烫手时将皮下的脂肪层剔除，切成小条；炒锅烧热，倒入橄榄油、蒜蓉辣酱炒香，然后倒入适量清水煮沸，放入猪皮炖至入味，待汤汁收到一半时，加精盐调味，浇入湿淀粉收汁；先将白扁豆盛入盘中，再将红汁猪皮盛入，最后将葱丝放在红汁猪皮上，用香菜末点缀即可。

【功效】健脾利湿，滋阴补虚。

黄豆芽：利湿除痹的"如意菜"

黄豆芽是大家平时经常吃的一种豆芽，其性平，味甘，具有清热明目、利湿除痹、补气养血、健脑美颜等功效，也因为有如此的养生保健功效，因此被人们称为"如意菜"。比起大豆，黄豆芽中更蕴含了大量B族维生素，特别是维生素B$_2$和维生素B$_{12}$，对美化肌肤、消除疲劳和恢复体力有特别的效果，此外，黄豆芽还含有蛋白质、脂肪、糖、粗纤维、钙、磷、铁、胡萝卜素、维生素B$_1$、维生素B$_2$、烟酸、维生素C等营养成分，非常适合宝宝尤其是痰湿体质的宝宝食用。

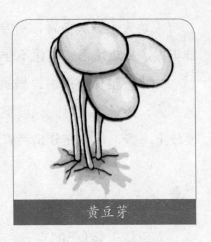

黄豆芽

海蜇炒豆芽

【原料】海蜇皮、黄豆芽各150克，红椒丝30克，香菜段、胡椒粉、葱花、蒜末、料酒、醋、精盐、味精各适量。

【做法】将海蜇皮洗净切细丝，放开水中烫一下，捞出沥干水分；油锅烧热后，下入葱花、蒜末煸香，放入黄豆芽、海蜇皮、红椒丝、料酒、精盐，用大火快炒约2分钟，加入香菜段、胡椒粉、醋、味精翻炒均匀即可。

【功效】清热化痰，利湿消肿，调五脏，化痰解毒。可用于体倦、食少、水肿、腿脚麻木的痰湿体质者。

紫菜、海带、海蜇等均具有除湿利水、化痰散结、养脾益肾等功效，搭配黄豆芽，除湿利水、化痰的功效就更好了。

豆芽炒鱿鱼

【原料】黄豆芽200克，鲜鱿鱼300克，葱段、姜片、蒜蓉、精盐、胡椒粉、料酒、豉油、油各适量。

【做法】鲜鱿鱼洗净切花刀，然后切成小块，用姜片和料酒飞水捞出备用；黄豆芽洗净，飞水备用；锅下油，加蒜蓉爆香，再加入鱿鱼块和黄豆芽，下姜片、葱段和豉油，快速翻炒至鱿鱼、豆芽熟后，加精盐、胡椒粉调味即成。

【功效】健脾开胃，清热消滞，利尿祛湿。

豆芽在沸水中焯过之后，可以去除豆腥味。另外，在烹调时，可以加点醋，这样可以保持B族维生素不被破坏。

血瘀体质

血瘀体质的宝宝需要多吃些具有活血化瘀作用的食物，比如黑木耳、洋葱、魔芋、油菜、醋等。

黑木耳：补血活血的"黑色瑰宝"

黑木耳是著名的山珍，可食、可药、可补，有"素中之荤"的美誉，西方国家更是将它称之为"中餐中的黑色瑰宝"。黑木耳性平，味甘，具有益气充饥、轻身强智、止血止痛、补血活血等功效。现代医学研究表明，黑木耳能够抗血栓、降血脂、抗脂质过氧化，从而降低血液黏稠度，软化血管，使血液流动通畅。黑木耳还有较强的吸附作用，有利于将体内的代谢废物及时排出体外。因此，血瘀体质的宝宝可以多吃些黑木耳。

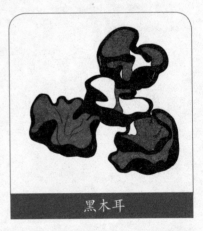

黑木耳

黑木耳炒腐竹

【原料】腐竹200克，黑木耳20克，油、蒜、姜、精盐、生抽、白糖、胡椒粉、鸡精各适量。

【做法】黑木耳泡发，洗净，撕成小块；腐竹用水泡软切段；蒜和姜切片；锅中加水煮沸，放入腐竹煮1分钟，捞出控水；锅加油烧热，下蒜和姜片爆香，加腐竹翻炒一会儿，加黑木耳、精盐、白糖、生抽、胡椒粉、鸡精炒匀即可。

【功效】补血活血，健脑益智。

注意选购黑木耳时，要注意挑选质地轻，易捏碎，泡发后朵片有弹性，能快速伸展，有淡清香味、无异味的，这种木耳含水量少，且属于真品。

玉米炒黑木耳

【原料】玉米粒100克，黑木耳20克，猪肉50克，胡萝卜30克，花生油、姜末、蒜末、胡椒粉、酱油、精盐、料酒、湿淀粉、葱花各适量。

【做法】黑木耳泡发，洗净，撕成小朵；胡萝卜洗净切片；猪肉洗净，切片，加精盐、料酒、湿淀粉抓匀后稍腌；锅中倒花生油烧热，下姜末、蒜末

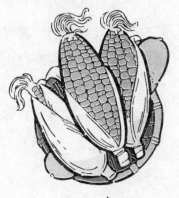

玉米

爆香，放入猪肉炒至变色；放入胡萝卜片翻炒几下后，再放入黑木耳翻炒均匀，最后放入玉米粒稍炒，加胡椒粉、酱油翻炒均匀；最后加入精盐和葱花炒匀后出锅即可。

【功效】健脾养胃，补血活血，益气强身。

此道菜中，所用的玉米粒要事先煮熟。这是一道很受宝宝欢迎的菜，妈妈不妨多试着做一做。

洋葱：活血散瘀的"蔬菜皇后"

洋葱性温，味甘、微辛，具有温阳活血、散瘀解毒、提神健体、理气和胃、健脾等功效。在欧美国家，洋葱被称为"蔬菜皇后"，这并不是凭空而来的。洋葱的营养成分相当丰富，不仅富含钾、维生素C、叶酸、锌、硒及纤维质等营养素，更有两种特殊的营养物质——槲皮素和前列腺

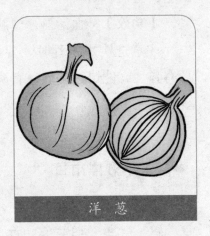

洋葱

素A。其中槲皮素具有止咳化痰的功效，而前列腺素A，则是较强的血管扩张剂，可以让血流通畅。因此也就有了活血散瘀的功效。而它含有的葱蒜辣素，则能抗血小板聚集，可以降低外周血管阻力与血液黏稠度，也具有活血的功效。因此，血瘀体质的宝宝非常适合吃洋葱。

🌿 洋葱炒肉

【原料】洋葱1个，猪瘦肉200克，生抽、料酒、淀粉、精盐、油各适量。

【做法】将洋葱扒皮，在冷水中泡一会儿，切小块；猪瘦肉洗净切薄片，用生抽、淀粉、料酒腌10分钟左右；锅加油烧热，滑入肉丝，迅速拨散，炒至肉片变色后加入洋葱翻炒片刻；洋葱炒出香味后加精盐调味即可。

【功效】益气补血，活血化瘀。

洋葱还具有消食化痰的作用，因此作为宝宝的开胃菜再合适不过了，而且简单易做，妈妈可以常做给宝宝吃。

 洋葱炒鸡蛋

【原料】鸡蛋2枚，洋葱1个，青椒20克，葱末、蒜末、精盐、油各适量。

【做法】洋葱去皮洗净切丝；青椒洗净切丝；鸡蛋打散加精盐搅匀；锅加热，倒入鸡蛋液炒熟盛出；锅中再加油烧热，放入葱末、蒜末爆香，倒入洋葱和青椒丝翻炒几下，加精盐和味精继续翻炒至辣味微弱时，加入鸡蛋，翻炒均匀即可。

【功效】补血活血，益气散瘀。非常适合血瘀体质的宝宝食用。

切洋葱会辣得流眼泪，但如果将洋葱在冷水中泡一会儿再切，就不容易流眼泪了，妈妈可以试一试。

魔芋：活血化瘀的"天赐良药"

魔芋又叫星芋、磨芋、黑芋头等，其性温，味辛，具有活血化瘀、解毒消肿、宽肠通便、化痰软坚等功效。魔芋的主要成分是葡萄甘露聚糖，是一种理想的可溶性膳食纤维，可以促进胃排空，大大减少了毒素对身体的不利影响。魔芋中还含有大量的钙，具有补钙的作用。因此，魔芋

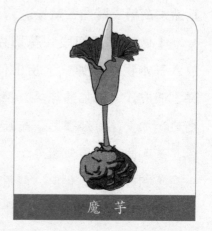

魔芋

非常适合血瘀体质的宝宝食用。

清炒魔芋

【原料】魔芋300克，葱、姜、蒜、高汤、豆瓣酱、精盐、鸡精、植物油各适量。

【做法】将魔芋清洗干净后切片，入沸水锅中焯烫去碱味，捞出放入清水中洗净；葱、姜、蒜分别切末；锅置火上放油烧热，爆香葱、姜、蒜末，加豆瓣酱炒匀；倒入高汤，大火烧开后，加入焯好的魔芋，加精盐、鸡精烧沸，转小火慢炖；待魔芋入味、汤汁收浓时，盛起装盘即可。

【功效】活血化瘀，解毒消肿，防治便秘。

天然的魔芋是有毒的，不能直接食用，生魔芋必须煎煮3小时以上才能食用。不过市场上经过加工处理后的魔芋，就没有毒了，可以放心食用。

酱烧魔芋豆腐

【原料】魔芋豆腐200克，甜面酱1勺，葱、蒜、姜、生粉、精盐、白糖、酱油各适量。

【做法】葱切段，蒜切片，姜切片；魔芋豆腐切成小方块，放入开水锅中，焯一下捞出；碗中加精盐、白糖、酱油、生粉少许，调成汁；锅加油烧热，把魔芋豆腐下锅滑油盛出来；锅留底油烧热，加姜、蒜炒香后，再加甜面酱翻炒几下，倒入魔芋豆腐、葱段，烹入调味汁炒匀即可。

【功效】活血化瘀，解毒消肿，宽肠通便。

魔芋中的葡萄甘露聚糖除了可以促进胃排空外，还具有强大的膨胀力，会填充胃肠，消除饥饿感，但因为魔芋所含的热量非常少，因此有控制体重的作用，不过正在成长中的宝宝不宜长期或者过多吃魔芋，以免造成营养缺乏。

油菜：蔬菜中活血化瘀的佼佼者

油菜又叫油白菜、小青菜等，其性凉，味甘，入肝、脾、肺经，具有行滞活血、消肿解毒、健脾养胃、宽肠通便、强身健体等功效。非常适合血瘀体质的宝宝食用。而且油菜中含维生素A、纤维素、钾、磷、镁等营养成分，尤其是维生素C的含量更是高于白菜1倍还多，其食疗价值，可谓是诸多蔬菜中的佼佼者。

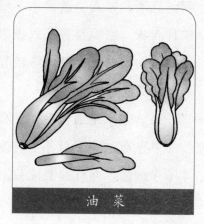

油菜

 清炒油菜

【原料】油菜400克，油、精盐、鸡精、葱、姜、蒜各适量。

【做法】将油菜洗净，切成长段；葱、姜、蒜切末；锅加油烧热，爆香葱、姜、蒜末，下油菜大火煸炒，菜将熟时，加适量精盐和鸡精调味即可。

【功效】活血化瘀。

妈妈还可以在这道菜的基础上，加入适量的虾皮、虾仁等一起烹炒，不仅营养丰富，而且宝宝更喜欢。且要现做现切，用大火爆炒，这样既可保持鲜脆，又可使其营养成分不被破坏。

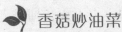

香菇炒油菜

【原料】油菜心400克，香菇8朵，料酒、精盐、味精、花生油、湿淀粉、白糖各适量。

【做法】将油菜心洗净，在根部剞上十字花刀；香菇浸透后洗净，切成块；锅中加油烧至六成热，油菜心炸至呈翠绿色时盛出；锅留底油，加入少量清水、精盐、味精、白糖，烧沸，放入油菜心煸炒入味，出锅整齐摆入盘内；锅内另加油，倒入香菇煸炒后，加入料酒、精盐、白糖、味精和适量水烧透，用湿淀粉勾芡，即可盛入盛油菜的盘中。

【功效】活血化瘀，健脾益气，宽肠通便，消肿解毒。

熟油菜过夜后就不要再吃了，不仅营养成分被破坏了，还会滋生不少细菌。而且油菜性凉，因此脾胃虚寒的宝宝要少吃。

过敏体质

过敏体质的宝宝体质比较特殊，在生活中虽然对许多食物有禁忌，不能吃，但乌梅、苹果、胡萝卜、蜂蜜、金针菇等，具有抗过敏反应的食物，易过敏的宝宝还是可以多吃一些。

 ## 乌梅：收敛固涩，最适合过敏体质的宝宝食用

乌梅性平，味酸，入肝、脾、肺、大肠经，具有敛肺止咳、涩肠止泻、驱蛔止痛、生津止渴等功效，主治肺虚久咳、久泻久痢、虚热口渴、蛔厥腹痛等症。中医学认为，乌梅具有收敛和固涩的作用，敛涩的是人体的阴，因此因为血热、阴虚火旺、阴不敛阳导致的阳气外浮或血虚生风等

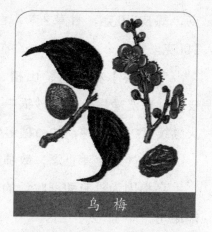

乌梅

过敏的反应，都可以用乌梅来治疗，不过通常也需要与其他药物配伍。现代医学研究则认为，乌梅有脱敏的作用，可能是因为非特异性刺激产生了更多的游离抗体，中和了侵入体内的过敏原。总之，过敏体质的宝宝可以多吃些乌梅。

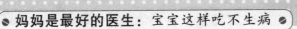

 过敏煎

【原料】防风、银柴胡、乌梅、五味子、甘草各10克。

【做法】水煎，每日1剂，早晚服。

【功效】解表和里。主治过敏性鼻炎、荨麻疹。

此方来源于《名中医治病绝招》，由当代大家祝谌予所制，凡过敏试验阳性者，均可采用本方。不过虽然此方治疗过敏药效好，但毕竟是由各味中药组成的，因此妈妈还是要在医生的指导下给宝宝谨慎服用。

乌梅汁

【原料】乌梅60克，山楂20克，陈皮10克，甘草2克，白糖100克。

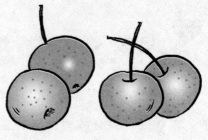

山楂

【做法】将乌梅、山楂、陈皮、甘草洗净后，放入砂锅中，加入适量清水，大火煮沸，再转小火继续煮约30分钟，加白糖溶化即可。

【功效】生津止渴，敛肺止咳，抗过敏。

乌梅因为具有酸涩收敛的作用，因此体内有实热积滞的宝宝不能服用。

 苹果：抑制过敏反应的水果佳品

苹果是很普通的一种水果，其性平，味甘、酸，入脾、肺经，具有生津止渴、润肺除烦、健脾益胃、养心益气、润肠止泻等功效。苹果中含有的一种多酚类物质，极易溶解于水中，还容易被人体吸收利用。这种物质具有抑制过敏反应的作用，对于有过敏反应的宝宝来说，每天吃1个苹果，可以缓解过敏的症状。不过研究表明，未成熟的苹果抗过敏

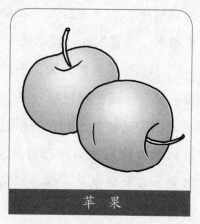

苹果

的效果更好，因为未成熟的苹果中所含多酚类的量要比成熟苹果高出10倍之多，而且未成熟的苹果中所含的有机酸、氨基酸、钠离子等，也要比成熟的苹果高出不少。所以，过敏体质的宝宝不妨每天吃个苹果。

 苹果汁

【原料】苹果3个。

【做法】将苹果仔细冲洗几遍，洗净后削去外皮，除去内核，切成小块，放入榨汁机中榨成汁即可。

【功效】调理肠胃，促进肾机能，有一定的抗过敏功效。

苹果酚还具有预防蛀牙的作用，所以，非常适合对牙齿清洁不规律或者不佳的宝宝。

 苦瓜苹果饮

【原料】苦瓜半根，苹果1个，蜂蜜、精盐各适量。

【做法】苦瓜洗净去瓤，切丁，放入盐水中浸泡10分钟（这样可以去除一部分苦味）；苹果去皮洗净切小块，与苦瓜丁一同放入

料理机中，加入凉白开（如果宝宝喜欢冰凉一些，也可以用冰镇的矿泉水，或者加入一些冰块），搅打成汁，倒出加入蜂蜜即可。

【功效】清热消暑，养血益气，补肾健脾，滋肝明目，生津止渴。具有一定的抗过敏效果。

因为过敏源不同，所以过敏体质的宝宝反应也是不同的，一些过敏的食物可能对一部分宝宝有效，但对于其他宝宝可能就没有效果了。苹果也是一样，到底管不管用，还要依据宝宝的自身体质而定。

胡萝卜：抗过敏的营养佳蔬

胡萝卜性平，味甘，入肝、肺、脾、胃经，具有健脾消食、补肝明目、清热解毒、降气止咳等功效，多用于小儿营养不良、麻疹、夜盲症、便秘、肠胃不适、饱闷气胀等症。现代研究发现，胡萝卜中的β-胡萝卜素可以有效预防花粉过敏症、过敏性皮炎等过敏反应，主要因为β-胡萝

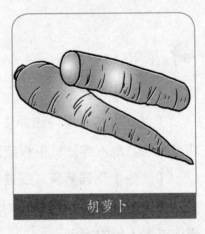

胡萝卜

卜素可以调节细胞内的平衡，如此一来，过敏反应就较难出现了。

🌱 胡萝卜猪肝面

【原料】面疙瘩50克，胡萝卜100克，猪肝、油菜各30克，骨头汤、生抽、葱、姜各适量。

【做法】葱切段，姜切片；猪肝洗净，切薄片，放入清水中泡30分钟以上（最好每隔几分钟换一次水）；锅中加水烧开，投入葱段、姜片，放入猪肝，熟透后捞出晾凉，切末备用；油菜洗净，入开水锅烫至变色，捞出过凉切碎；胡萝卜洗净，切成细碎的丁；锅中加入骨头汤和胡萝卜丁，烧开后加入面疙瘩；待面疙瘩将熟时，加入猪肝，最后再加入油菜碎，滴入几滴生抽调味即可。

【功效】益肝补血，健脾消食。具有一定的抗过敏功效。

不少宝宝不喜欢吃胡萝卜，妈妈不妨将其包入馅料中，比如包子、饺子等，这样宝宝就爱吃了。

🌿 胡萝卜粉条包子

【原料】面粉500克，胡萝卜300克，豆腐100克，虾皮、粉条、酵母、精盐、麻油、葱花各适量。

【做法】面粉中加入适量酵母，加温水和成面团，盖盖放于温暖处发1个小时左右；粉条事先用温水泡软，切碎；虾皮用温水浸泡5分钟，攥干水分；胡萝卜洗净去皮，切小碎丁；豆腐放入淡盐水中泡5分钟，捞出控干水分切碎；将粉条、胡萝卜丁、虾皮及豆腐碎一同放入盆中，加精盐、葱花、麻油拌匀成馅；发好的面做成剂子，擀皮包入馅做成包子，上锅蒸熟即可。

【功效】益肝明目，健脾养胃，益气养血，抗过敏。

β-胡萝卜素主要存在于胡萝卜的细胞壁中，生吃的话，人体无法吸收，所以胡萝卜应烹煮后食用，这样不仅能够让人体充分吸收，还能起到抗过敏的效果。

金针菇：抗过敏、促发育的"增智菇"

金针菇性平，味甘、咸，具有补肝、益肠胃、益智等功效，主治肝病、胃肠道炎症、溃疡等症。在金针菇的菌柄中含有一种蛋白，这种物质能够抑制哮喘、鼻炎、湿疹等过敏性病症。且金针菇中含有人体必需的氨基酸成分，其中赖氨酸和精氨酸含量尤其丰富，且含锌量比较高，对儿童

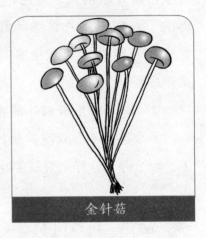
金针菇

的身高和智力发育有良好的作用，金针菇又有"增智菇"的美誉。因此，金针菇不仅适合易过敏的宝宝食用，还适合所有宝宝食用。

 炝拌金针菇

【原料】金针菇250克，葱、蒜、酱油、醋、油各适量。

【做法】将葱、蒜切成末；金针菇洗净，用滚水焯一下，迅速捞起，然后用冷水冲泡一会儿，沥干水分，摆入盘中，淋上两勺酱油和少量醋；锅放油烧热，放入葱、蒜末爆香，待油温升高后，直接浇在金针菇上，拌匀即可。

【功效】益智，补肝，益肠胃。

牙齿还没有长全的宝宝吃金针菇可以会觉得嚼不烂，妈妈可以将焯过水的金针菇切碎，这样就更利于宝宝食用了。

金针培根卷

【原料】培根4片，金针菇1把，葱叶、黑胡椒粉、油各适量。

【做法】葱叶洗净；金针菇洗净后去掉根部；培根一分为二，取其中一片，放上适量金针菇，从一头卷起，将金针菇包起来，并用葱叶捆绑好，一一卷好；平底锅中刷薄薄一层油，小火烧热，下卷好的金针培根卷；将几面都煎至焦黄即可。

【功效】益气补血，补肝，益智，益肠胃。

有传说金针菇有毒，内含"秋水仙碱"，人吃后对肾脏影响非常大。这种说法是不科学的，金针菇是不含秋水仙碱的，同时也不含有其他任何有毒物质，妈妈可以放心给宝宝食用。

第五章
未雨绸缪，吃对"补缺"不生病

铁、锌、钙、碘、蛋白质、维生素等微量元素，是宝宝生长发育必需的元素，只要其中有一种缺乏，身体就会出现不适症状。本章就为各位妈妈提供了缺各种元素时，宝宝表现出来的一些症状，以及补这些元素的饮食方法，各位妈妈不妨借鉴一下。

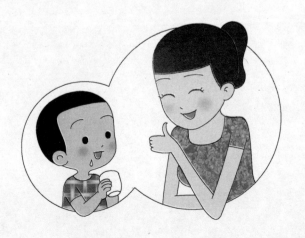

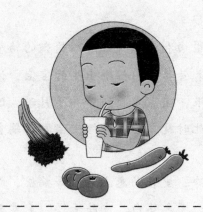

缺　铁　　　　　缺　锌

缺　钙　　　　　缺　碘

缺蛋白质　　　　缺维生素

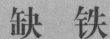

缺 铁

　　铁作为人体血红蛋白和大脑神经纤维髓鞘的物质基础，为脑细胞以及机体提供着营养素。但刚出生的宝宝，体内的铁来自于母体，量非常有限，宝宝成长到3～4个月时，这部分铁基本就被消耗殆尽了，此时就需要及时给宝宝添加辅食，由辅食中摄取铁元素。

　　缺铁的宝宝更怕冷，更容易患上感冒等病症，而且缺铁宝宝常表现为疲乏无力、面色苍白、皮肤干燥、毛发无光、易得口腔炎等。

　　所以妈妈要及时给宝宝添加辅食，注意多吃一些铁含量丰富的食物，比如动物的肝脏、心脏，鱼肉、瘦肉、蛋黄、大豆、绿叶蔬菜、紫菜、黑木耳、南瓜子、芝麻等。

 ## 当归羊肉汤

　　【原料】羊肉500克，当归头25克，红枣5枚，黄芪、党参各20克，姜、精盐各适量。

　　【做法】将羊肉焯水后捞出洗净切块；红枣去核洗净；当归头洗净切片；姜切片；将羊肉、红枣、当

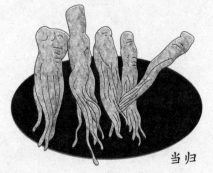

当归

归及黄芪、党参、姜片，一同放入汤煲中，加水适量煲汤，大火煮沸后，小火慢煲3个小时，下精盐调味即可。

【功效】益气补阳。适合气血两虚、四肢怕冷、头晕眼花的宝宝食用。

铁元素是造血的主要原料，补血就相当于补铁，而在这道汤品中，当归、红枣、黄芪和党参，都具有益气生血的功效；羊肉补气血，助元阳。所以这道汤非常适合缺铁的宝宝食用。

温馨提示

餐后吃些水果，如橘子、橙子等可以有效增加铁的吸收。因为这些水果中的维生素C和柠檬酸共同作用，能使人体对铁的吸收加倍。尤其建议喜欢吃素的宝宝，妈妈要多让他吃些含维生素C的水果，以防止缺铁性贫血。

 黄鳝焗饭

【原料】黄鳝、粳米各500克，熟猪肉50克，腊肠30克，葱、老姜、陈皮、料酒、醋、味极鲜、鸡精、香油、生油、精盐各适量。

【做法】将黄鳝、猪肉、腊肠、老姜、陈皮切成丝状，用精盐、香油、姜丝、陈皮丝同黄鳝丝一起拌匀，再加少量醋腌制一会儿；粳米淘洗干净后焖饭；葱切成葱花；锅中放油烧热，鳝丝炒熟，撒入鸡精调味出锅；将鳝丝加入米饭中（如果用锅煮饭的话，待饭半熟时加入焯好的鳝丝继续煮至饭熟，如果用电饭锅的话，待跳闸时，将鳝丝倒入米饭中，继续焖3分钟），撒上葱花，淋上味极鲜，再放上猪肉和腊肠拌匀即可。

【功效】益气补血，理气健脾。适宜身体虚弱、气血不足、营养不良的宝宝食用。

 ## 红枣炖牛肉

【原料】牛肉500克，红枣（干）300克，植物油、番茄酱、精盐、味精、酱油、葱、姜、香油、白糖、料酒、胡椒粉、老汤各适量。

【做法】葱切段，姜切片；牛肉切成块，投入沸水中氽去血沫，捞出洗净，放入高压锅内，加入葱段、姜片、精盐和酱油煮熟；红枣洗净去核，浸泡30分钟；炒锅置火上，放植物油烧热，投入葱段、姜末爆香，再放入番茄酱煸炒片刻，加入老汤、精盐、白糖、酱油、料酒、煮熟的牛肉和红枣炖30分钟左右至熟透入味，撒入胡椒粉和味精，淋上香油即可。

【功效】健脾养胃，气血双补。

 ## 清炖猪肝

【原料】猪肝、猪瘦肉各100克，精盐、姜各适量。

【做法】姜切丝；猪肝和猪瘦肉洗净，切片，猪瘦肉用盐和姜丝腌15分钟左右，猪肝用淡盐水浸泡1个小时，多换几次水；最后将猪瘦肉和猪

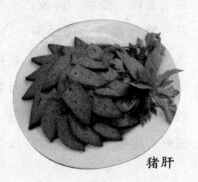

猪肝

肝一同放入锅中，大火煮开，转小火将猪肝和猪瘦肉煮熟透，加精盐调味即可。

【功效】补血明目，滋阴润燥。

猪肝中因为会累积代谢产生的毒素，不彻底洗净的话，会对身体健康造成危害。因此，刚买回的鲜猪肝应放在自来水下反复冲洗10分钟，然后切成片放在淡盐水中浸泡30~60分钟，其中反复换水至水清为止，这样可以彻底清除滞留的肝血和胆汁中的毒物。之所以用淡盐水浸泡，是因为淡盐水呈高渗状态，通过渗透，可以有效地使肝内的有毒物质渗透于水中，反复换水就是将这些有毒物质彻底清除掉。

猪血汤

【原料】猪血250克，精盐适量。

【做法】将猪血洗净切块，放入锅中，加水适量，大火烧开后，用小火炖到血块浮起后，加精盐调味即可。

【功效】滋阴养血。

猪血又称液体肉、血豆腐和血花等，性平，味咸，为最理想的补血佳品。一年四季都有猪血卖，妈妈在为宝宝挑选的时候，以色正新鲜、无夹杂猪毛和杂质、质地柔软的为优。猪血很适合缺铁的宝宝以及患有贫血的宝宝食用。

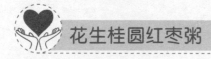

花生桂圆红枣粥

【原料】粳米100克，花生20克，桂圆干15克，红枣10枚。

【做法】将粳米淘洗干净；红枣洗净去核；花生、桂圆干洗净；锅中加水适量烧沸，加入所有食材，大火煮沸后，转中小火继续熬煮成粥即可。

【功效】补气养血。

花生、桂圆、红枣都是养血的佳品，对于缺铁、贫血的宝宝，妈妈平时不妨多给宝宝吃这些食物。另外，在煮这款粥时，妈妈可以再多丰富一些食材，比如可以放入赤豆、黑豆等，也可以根据宝宝的喜好，在其中加入冰糖、红糖、白糖等调味。

缺　锌

作为人体必需的微量元素之一，锌在人体生长发育过程中起着极其重要的作用，因此有"生命之花"和"智力之源"的美誉。宝宝在成长过程中，每日所需锌会随着月龄和年龄的增长而增长。

牛肉、猪肉、羊肉、鸡心、鱼、牡蛎、蛋黄、脱脂奶粉、小麦胚芽、芝麻、核桃、豆类、花生、小米等，锌的含量都非常丰富。其中牡蛎含锌量最高。萝卜、大白菜中也含有一定量的锌。

 小米鸡蛋粥

【原料】小米50克，鸡蛋1枚，精盐、香油各适量。

【做法】小米淘洗干净；鸡蛋打散搅匀；锅中加水适量烧开，倒入小米大火煮沸后，再转小火继续熬煮至将熟时倒入蛋液，再稍煮片刻，加精盐少许，滴入两滴香油即可。

【功效】补气养血，滋阴润燥。

小米和鸡蛋都是富含锌的食物。其中鸡蛋中的锌含量要比小米更为丰富。尤其是蛋黄中，卵磷脂、甘油酸酯、胆固醇和卵黄素的含量非常丰富，对宝宝的神经系统发育和身体发育都有很大的作用。而且卵磷脂能够提高人体血浆蛋白量，对补铁补血效果也非常明显。

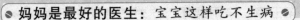
温馨提示

　　锌在体内属于微量元素，因此补充一定要适度。锌的有效剂量与中毒剂量相差很小，稍微摄入过量就可能引起中毒现象，出现恶心、呕吐、腹痛、腹泻等胃肠道症状，甚至还会干扰铁、铜等营养素的吸收，导致缺铁、缺铜、贫血等病症。

 ## 蘑菇白菜炒猪肝

【原料】猪肝150克，白菜200克，蘑菇100克，酱油、白糖、精盐、油、葱、姜末各适量。

【做法】将猪肝冲洗干净，切成薄片，在清水中浸泡1个小时（中间换几次水）；白菜洗净切块；蘑菇洗净，撕成小块；锅中倒油烧热，加入

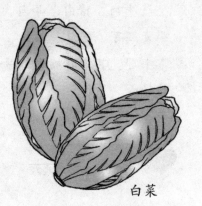

白菜

葱、姜末爆香，先倒入蘑菇翻炒2分钟，再倒入白菜，加适量酱油和精盐炒熟盛出；锅中再加油烧热，倒入猪肝，迅速翻炒，加酱油、白糖调味，倒在炒好的白菜蘑菇上面即可。

【功效】益气养血，补肝明目。

温馨提示

　　蘑菇、白菜、猪肝中，都含有锌元素，蘑菇每百克鲜品中含锌0.28毫克；白菜每百克鲜品中含锌0.15毫克；猪肝中的含锌量在三者中最高，每百克含锌为5.78毫克。因此，妈妈给宝宝多炒几次此菜肴，就能满足宝宝锌的摄入量。

猪肝焗饭

【原料】香菇3朵，猪肝、粳米各100克，生粉、麻油、精盐、葱花、油各适量。

【做法】将香菇泡软，洗净，切片；猪肝处理干净后，切片，用水泡洗干净，然后加生粉、麻油、精盐腌制10分钟左右；粳米淘好后，放入饭煲内，加水适量，大火煲饭；饭里的水将要烧干时，放入香菇和猪肝，加盖微火焗熟，最后撒上葱花即可。

【功效】益气补血，养肝明目。

 ## 煎土豆饼

【原料】土豆2个，香油、精盐、香菜、鸡精、五香粉、面粉、油各适量。

【做法】将土豆洗净，擦丝，盛入一容器中；香菜（宝宝不爱吃香菜的话也可以不放）洗净切末，放入土豆丝中，加精盐、五香粉、香油、鸡精和面粉（面粉的量视个人情况，多一点儿少一点儿没关系，只要能够让土豆丝抱团即可）拌匀；平底锅放入少量油，开小火烧热；取一小部分拌匀的土豆丝放入锅中，摊平；小火慢煎至两面金黄至熟即可（将所有都煎好后，再次全部回锅一次，这样可以让饼更焦脆）。

【功效】健脾开胃，益气养血。

每百克土豆中含锌1.41毫克，也是补锌的好食材。在这道土饼时，妈妈也可以在其中加入一些肉类食材，比如猪肉末、牛肉末等，也可以加入一些动物肝末、鸡蛋等，以加强锌的补益。

 瘦肉蛋饼

【原料】猪瘦肉30克，鸡蛋1枚，香葱、精盐、油各适量。

【做法】香葱洗净切末；猪瘦肉洗净剁烂；鸡蛋打散拌匀，与猪瘦肉一同拌匀，加香葱末、精盐调味；锅中放油适量烧热，加入鸡蛋瘦肉液，小火慢煎至熟即可。

【功效】补中益气，健脾开胃。

每百克猪瘦肉中含锌2.06毫克，因此猪肉也是宝宝补锌的佳品。

缺 钙

宝宝缺钙给身体发育带来的危害，主要表现就是骨骼发育障碍以及神经精神反应异常，且长期缺钙，对宝宝的智力发育也有一定影响。夜间睡觉盗汗（睡下后会大量出汗），睡觉不实夜惊、夜啼、脾气焦躁、爱哭闹、有枕秃圈、出牙晚或者出牙不齐、学步晚、前囟门闭合延迟等，都有可能是缺钙引起的。

半岁内的宝宝每天需要钙的量为300毫克；半岁到1岁的宝宝每天需钙400毫克；1~4岁的宝宝每天需钙量在600毫克；4~7岁的宝宝则每天需要800毫克的钙。

酸奶、牛奶、虾皮、虾米、紫菜、海带、海参、豆制品、鱼肉松、芝麻酱、花生、南瓜子中，都含有大量的钙，妈妈在平时烹饪中，可以给缺钙的宝宝多吃些这类食物。

虾皮蒸蛋

【原料】鸡蛋4枚，虾皮、葱花、精盐、香油各适量。

【做法】鸡蛋打散，搅匀，加少量精盐和水，再次搅匀，加入虾皮（也可以事先将虾皮在料理机中打碎，然后再放入蛋液中，这样对钙的吸收更好），放入蒸锅中大火蒸15分钟左右；出锅滴几滴香油，撒些葱花即可。

【功效】益智补脑。补充钙、铁、锌、硒等营养素。

虾皮的钙含量非常高，每百克虾皮中含钙量高达991毫克，因此是给宝宝补钙的最佳食材，妈妈要给宝宝适当多吃一些。1个鸡蛋中钙含量为23毫克，虽然含量较低，但也是宝宝补钙的佳品。

温馨提示

补钙的时候，要避免影响钙吸收的因素，比如钙遇到草酸，就会影响吸收。菠菜、雪菜、苋菜、空心菜、竹笋、洋葱、茭白、毛豆等中，都含有大量草酸，要避免与钙剂或者补钙的食物一同食用。或者在烹饪中适当处理，比如用水焯等，可以去掉大部分草酸。另外，服用钙制品时，要避开和主餐一起吃，也不要与奶混合吃，这样也会大大影响钙的有效吸收。钙还不宜和锌一起服用，钙会影响锌的吸收。

海带排骨汤

【原料】猪排骨400克，海带150克，葱段、姜片、精盐、黄酒、香油各适量。

【做法】将海带事先浸泡后，放笼屉内蒸约半小时，取出再用清水浸泡4小时，彻底泡发后，洗净控水，切成长方块；排骨洗净，斩块，入沸水锅中焯水，捞出洗净；锅中加水适量，放入排骨、葱段、姜片、黄酒，大火烧沸，撇去浮沫，再用中火焖煮30分钟后，倒入海带块，继续大火烧沸10分钟，拣去姜片、葱段，加精盐调味，淋入香油即可。

【功效】益精补血。可以防止宝宝身体缺钙。

排骨含钙量较为丰富，而海带中含有丰富的钙，每百克海带中含钙量达1177毫克，非常适合给宝宝补钙，碘、镁、铁、钾、钠等身体必需的矿物质含量也很丰富。不过海带性寒凉，脾胃虚弱或者有泄泻的宝宝，不适宜吃海带。

 芡实猪骨汤

【原料】猪骨500克，芡实30克，精盐、葱段、姜片各适量。

【做法】将猪骨斩块，放入沸水中焯去血水洗净；芡实洗净；锅中加水，放入猪骨和芡实、葱段和姜片；大火煮沸后，小火炖煮2个小时；出锅前加精盐调味即可。

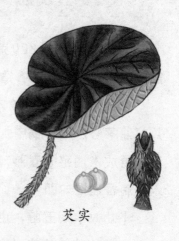

芡实

【功效】健脾养胃，祛湿肿。适宜宝宝补钙食用。

每百克芡实中含钙37毫克，加上补钙的猪骨，就成了宝宝补钙的靓汤了。

 牛尾骨汤

【原料】牛尾500克，姜片、精盐各适量。

【做法】将牛尾去皮，切段，放入沸水中汆水去血水，捞出洗净；锅中加水，放入牛尾骨，加入姜片炖熟，出锅前加入适量精盐调味即可。

【功效】补气养血，强筋壮骨，健脑益智，健脾和胃，养阴补虚。

每百克牛尾中含有钙35.3毫克，也是宝宝补钙的佳品。

 ## 文蛤豆腐汤

【原料】文蛤200克，豆腐150克，油菜心20克，姜丝、精盐、白胡椒粉、香油各适量。

【做法】将文蛤放入淡盐水中吐沙，洗净；豆腐洗净，切厚片；油菜心洗净；锅中加水适量煮沸，放入豆腐片、文蛤和姜丝煮沸，再放入油菜心煮熟，加精盐调味，熄火，撒入白胡椒粉，再滴入两滴香油搅匀即可。

【功效】润五脏，止消渴，健脾胃。

文蛤的营养价值很高，含有蛋白质、脂肪、碳水化合物，还有丰富的磷、钙、铁、维生素以及多种氨基酸等营养成分。豆腐也属于富含钙食品，且含有人体必需的8种氨基酸。因此，文蛤和豆腐都非常适合宝宝食用。

缺 碘

碘被称为"聪明元素"，是宝宝成长必不可少的营养素。碘缺乏，相信各位妈妈都知道其中一个典型的症状，那就是"大脖子"病，也就是甲状腺肿大，还可能表现为智力低下，严重的甚至大小便不能自理，做不了复杂活动，有听力、语言和运动障碍，社会活动适应困难，聋哑的发生率非常高，甚至会出现畸形。

对碘的需求量，1岁以内的婴幼儿，每天需要碘40~50微克；1~6岁的宝宝每天需要碘的量为70微克。

海产品一般都含有丰富的碘，比如海带、紫菜、发菜、海蜇、蛤、淡菜等，碘的含量都很高。缺碘及甲状腺肿高发的地区，还可以在医生的指导下，给宝宝服用碘化钾，改善缺碘的状况。也可以在烹调食物时用加碘盐，也可以起到防止碘缺乏的问题。

凉拌海带

【原料】海带1片，大蒜、花椒、油、白醋、白糖、精盐各适量。

【做法】将海带在水中浸泡24个小时（浸泡时尽量在上面用重物压住，以免海带浮出水面，浸泡不完全），泡好后清洗干净，用沸水煮5分钟，捞出浸凉水；一部分切细丝（其余部分用保鲜膜包好放冰箱冷冻），放入盆中，大蒜切成蒜蓉，置于海带上；锅烧热油，放入花椒炒香，趁热泼于蒜蓉上，加入白醋、白糖、精盐，拌匀即可。

【功效】利尿消肿。防治甲状腺肿，补钙，提高免疫力。

海带富含碘，对宝宝的身体发育非常有益。尤其在夏天流汗较多的时候，给宝宝吃些海带，不仅能补充碘，还可以补充体力。

温馨提示

在非缺碘地区，宝宝一般通过食盐就能获得足量的碘元素，不需要再额外食用碘强化食品或者碘补充品，如果不缺碘，还要大量补碘的话，很可能会造成碘中毒。所以，妈妈要注意把握好度。

 ## 紫菜肉丝蛋花汤

【原料】鸡蛋1枚，紫菜、猪瘦肉各20克，虾皮10克，麻油、精盐各适量。

【做法】紫菜清洗干净后用水泡开；猪瘦肉洗净切丝；虾皮冲洗两遍；鸡蛋打散搅匀；锅中加水适量放入切好的肉丝煮沸，再加入虾皮，盖盖焖煮一会儿，待猪肉出味后加入紫菜；继续煮2分钟后，加入打散的鸡蛋汤，搅匀，撒入适量精盐和麻油调味即可。

【功效】补气养血，补碘补钙。

紫菜中含有较多的碘元素，同时还含有蛋白质、胡萝卜素、硫胺素和B族维生素，以及钾、锌、硒、铜、钙、铁等矿物质，易消化，好吸收，应常给宝宝吃。

海带绿豆汤

【原料】绿豆200克，海带25克，陈皮1小块，冰糖适量。

【做法】将绿豆洗净，用清水泡30分钟；陈皮用水浸软，刮去丝络，洗净；海带浸软，切成小段；锅加水烧沸，将绿豆、陈皮、海带一同倒入锅里，中火煲30分

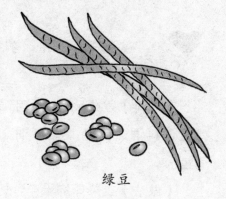

绿豆

钟左右；待绿豆熟烂后，加入冰糖，继续煮至冰糖溶化即可。

【功效】清凉解热，解毒利尿。可以治疗小儿因碘缺乏所致的单纯性甲状腺肿以及痰热咳嗽等症。

虽然这道汤具有很好的补碘作用，但是因为绿豆寒凉，脾胃虚寒、大便溏泄、四肢怕冷的宝宝不宜食用。

肉丝炒疙瘩

【原料】猪肉100克，咸疙瘩1块，虾米、香菜、色拉油、味精、姜、蒜、料酒、生抽、白糖、葱各适量。

【做法】将虾米冲洗干净，提前用温水泡发；猪肉洗净切丝；葱、姜切丝，蒜切片；香菜洗净切末；疙瘩菜洗净切丝，反复搓洗几遍，再用清水浸泡至只有一点点咸味时，捞出沥干水分；锅中放油，爆香姜、蒜，下肉丝煸炒至变色，下疙瘩丝和虾米，大火

翻炒，烹入料酒和生抽，加白糖调味，接着加一点点热水，盖盖焖煮；至水分收干时，加点味精，再撒上葱花、香菜末出锅即可。

【功效】安神补血，开胃消食，补钙补碘，健脑，促发育。

 紫菜蛋卷

【原料】紫菜5张，猪肉馅500克，鸡蛋10枚，韭菜100克，精盐、料酒、味精、芝麻油、大葱、生姜、胡椒面、水淀粉各适量。

【做法】韭菜择洗干净，切末；大葱、生姜切末；猪肉馅放入盆中，加少量精盐、水淀粉、味精、料酒、芝麻油、胡椒面、韭菜末、大葱末、生姜末及2枚鸡蛋搅拌均匀后，打上劲；其余鸡蛋打入另一盆中，加精盐、水淀粉拌匀；锅烧五成热时，擦少许油，烧热，再擦掉油，逐个加入打好的鸡蛋液，摊成5张圆形蛋皮，平放于案板上；将馅料放于蛋皮上抹平，上面加1张紫菜，然后再放一层馅料抹平，卷起成蛋卷；剩下的食材也如此法全部做成蛋卷，码放于平盘中，上锅蒸30分钟；用重物将蛋卷压平，食用时切成片码在盘中即可。

【功效】补气养血，提升免疫力，补钙补碘。

缺蛋白质

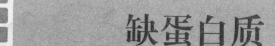

蛋白质是一切生命的物质基础，约占人体总量的1/5，占总固体量的近1/2，肌肉、血液、皮肤、骨骼等多种身体组织的构成和制造都离不开蛋白质。可以说，没有蛋白质，人就没有生命。

对于足月新生儿来说，每天约需2克的蛋白质。以3千克的新生儿来说，每天给他哺乳630毫升母乳，或者喂食450毫升的婴儿配方奶粉，就能满足婴儿的蛋白质需求；早产儿需要多一些；1岁内的宝宝每天700~800毫升母乳或配方奶，基本就能获得足够的蛋白质；1~3岁的宝宝，每天蛋白质的需求量35~40克，可以从饮食中获得；3~6岁的宝宝，因为可以和大人一样吃饭了，因此完全可以从食物中获取蛋白质。

人体所需的蛋白质广泛地存在于各种动物性和植物性食品中，比如畜、禽、鱼、奶粉、蛋类、大豆及豆类、坚果类中，都含有大量的蛋白质，而谷类、薯类也含有较多的蛋白质，蔬菜、水果中的含量相对就比较少了。

松子豆腐

【原料】北豆腐300克，松子仁50克，红椒20克，香葱、高汤、生抽、白糖、油、精盐各适量。

【做法】北豆腐洗净，切成3厘米见方的块，放入沸水中焯烫1分钟，捞出沥干水分；香葱洗净切碎；红椒洗净切丁；平底锅中火加热，放入松子仁焙至金黄、出香，晾凉备用；锅中加油，烧至六成热时，下豆腐块，煎至两面金黄后盛出；锅留底油，放入香葱碎爆香，将煎好的豆腐倒回锅中，添加高汤、生抽、精盐和白糖，中火慢慢将汤汁略收，盛出码放在盘中，撒上松子仁、红椒丁，将锅中余下的汤汁淋在上面即可。

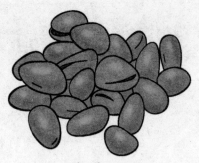

松子

【功效】滋阴润燥，补脑益智，缓解便秘，补充蛋白质。

每百克北豆腐中，含有蛋白质12.2克，松子中含蛋白质量更高，每百克中，含蛋白质16.7克。因此，这道菜非常适合蛋白质缺乏的宝宝食用。

温馨提示

蛋白质虽然很重要，但也不能过量。因为蛋白质分解代谢的产物必须经由肝脏转化和肾脏排泄，一旦摄入蛋白质过多，超过了身体所需，那么，不被利用的部分就会给宝宝的肝肾带来负担，影响肝肾功能，乃至影响到身体健康。因此，凡事都要有度，给宝宝补蛋白质也是一样。

红烧牛蛙

【原料】牛蛙500克，青椒、红椒各30克，油、精盐、香叶、大蒜、生姜各适量。

【做法】牛蛙洗净，切成块；大蒜和生姜切片；锅下油烧热，放入牛蛙，翻炒3分钟，加入香叶、姜片、蒜片，再加入适量水（没过牛蛙即可），焖煮到牛蛙熟，加精盐调味即可。

【功效】补气养血，滋阴壮阳，养心安神。

牛蛙味道鲜美，营养价值非常丰富，每百克蛙肉中含蛋白质19.9克，是一种高蛋白、低脂肪、低胆固醇的营养食品，备受人们的喜爱。因此，非常适合需要大量蛋白质促进身体生长发育的宝宝食用。

 黄豆炖猪蹄

【原料】猪蹄2只，水发黄豆100克，料酒、酱油、精盐、葱花、姜末各适量。

【做法】将猪蹄去毛，处理干净后斩块，放入开水中烫一下，捞出，洗净；将葱花、姜末、酱油、精盐和适量清水放入锅中煮开，放入猪蹄块和黄豆；大火烧开后改用小火炖至猪蹄和黄豆烂熟后，加入料酒和酱油，煨尽汤汁即可出锅。

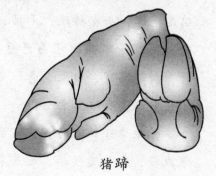

猪蹄

【功效】补气养血，滋阴润燥。

黄豆的营养价值最丰富，素有"豆中之王"之称，被人们叫作"植物肉"、"绿色的牛乳"。干黄豆中含高品质的蛋白质约40%，是其他粮食不可比拟的，尤其是其中所含的亚油酸，可以促进儿童的神经发育，因此，妈妈应给宝宝多吃些。猪蹄中也含有大量的蛋白质，两者结合，可以更好地为宝宝提供蛋白质。

缺维生素

维生素又名维他命，是维持人体生命活动必需的有机物质，也是保持人体健康的重要活性物质，在人体生长、代谢、发育过程中发挥着重要的作用。如果宝宝体内的维生素含量不足，便会导致生长和发育出现障碍，不仅身体素质差，还会影响智力。因为维生素包含多种，在此我们具体说一说，各自缺乏时，宝宝会出现的问题。

维生素A缺乏时，宝宝会表现为皮肤干涩、粗糙，浑身起鸡皮疙瘩，头发稀疏、干枯、无光，指甲变脆，易发眼干、畏光、夜盲等眼病，还易患感冒等呼吸道疾病。鱼肝油、动物肝、新鲜莴苣、白菜、青豌豆、番茄、芹菜、胡萝卜、蛋类、牛奶中都含有维生素A。

维生素B_1缺乏时，宝宝会表现为食欲不振、消化不良、体重减轻、生长缓慢等，还易患脚气病、水肿、肌肉萎缩、心跳减慢等，神经等系统也易发生病理改变。谷物皮、豆类、坚果类、芹菜、瘦肉、动物内脏、小米、大白菜、发酵食品等中含维生素B_1较多。

维生素B_2缺乏时，宝宝面部会发生脂溢性皮炎（皮肤微红、油腻、起鳞屑），舌头、嘴唇及阴囊等多处也容易发炎、疼痛。奶类及其制品、动物肝脏与肾脏、蛋黄、鳝鱼、胡萝卜、酿造酵母、香菇、紫菜、茄子、鱼、芹菜、橘子、柑、橙等中，含维生素B_2较多。

烟酸（维生素PP）缺乏时，宝宝面部皮肤会增厚、变粗，还会出现腹泻、头痛、失眠、烦躁、痴呆等症。米糠、花生、豆类、辣椒、肉类以及动物肝脏和肾脏中都含有烟酸，且动物肝脏和肾脏含量尤为丰富。

维生素C缺乏时，宝宝食量下降，易患贫血、牙龈炎、感冒等症，还会影响宝宝的智力发育。新鲜的大枣、柑橘、橙子、红果、草莓、猕猴桃、酸枣、沙棘、辣椒、番茄、菠菜、菜花、苋菜、苜蓿等中，都含有大量的维生素C。

维生素D缺乏时，宝宝易患上佝偻病。大马哈鱼、红鳟鱼、鳕鱼肝油、比目鱼肝油、奶油、鸡蛋、动物肝脏以及牛奶等，含有维生素D。

叶酸（又称维生素M、维生素B_9）缺乏时，宝宝会有贫血症状，表现为面色苍黄，头发干黄，少动懒言，皮肤有出血点。动物肝脏和绿叶蔬菜中都含有较多的叶酸。

维生素E缺乏时，宝宝皮肤粗糙干燥、缺少光泽、容易脱屑以及生长发育迟缓等。几乎所有绿叶蔬菜中都有维生素E，麦胚油、棉籽油、玉米油、花生油、芝麻油、芝麻、核桃仁、乳类、蛋类、花生、大豆、莴笋叶、玉米、黄绿色蔬菜中，都含有丰富的维生素E。

妈妈发现宝宝有维生素缺乏症状，要及时补充。但需要注意的是，缺什么补什么，不缺就不补。缺的维生素也要间断补充，不能一直服用，否则会产生依赖性，可以隔天服用一次，或者服用几天后，停两三天。不能过多补充，否则超出了身体需要的量，会引发一系列不适症状。

什锦沙拉

【原料】生菜、圆白菜各100克，胡萝卜、紫甘蓝、黄瓜、番茄、鲜虾各50克，精盐、黑胡椒粉、沙拉酱各适量。

【做法】将生菜、圆白菜、紫甘蓝、番茄、胡萝卜、黄瓜放在淡盐水中泡10分钟，洗净，沥干水分切块；鲜虾剪去虾须、虾尾，放入淡盐水中煮5分钟，去外壳；将准备好的蔬菜和虾肉码放在盘中，撒上黑胡椒粉，淋上沙拉酱即可。

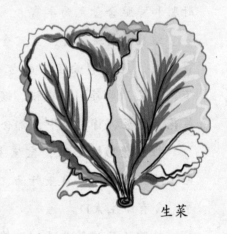

生菜

【功效】补充维生素。

在做沙拉时，妈妈可以不拘泥于某种食材，只要是厨房中有的，都可以用来做沙拉，不过最好是含维生素较为丰富的食材。

温馨提示

药店中有复合维生素片销售，也有单纯补某一种维生素的片剂，有些妈妈为了预防宝宝缺维生素，就买来给宝宝吃。这种方法很不科学，首先宝宝不缺维生素的话就不用补，补多了反而会导致身体不适。因此这种维生素片还是不要随便给宝宝服用为宜。

清炒三丝

【原料】土豆、胡萝卜、青椒各100克，花椒、精盐、鸡精、油各适量。

【做法】土豆去皮洗净刨丝；胡萝卜洗净切丝；青椒洗净切丝；锅中放油，爆香花椒，下入胡萝卜丝翻炒几下，下土豆丝煸炒均匀，加少量精盐和清水，炒至土豆丝脆熟，放入青椒丝继续煸炒均匀，加入鸡精调味即可。

【功效】补中益气。适合给宝宝补充维生素食用。

 黄甲麦米糊

【原料】黄甲鱼1条，麦米粉3勺。

【做法】将黄甲鱼处理干净，上锅蒸熟，取汤、鱼肉（取鱼背上的肉，没有鱼刺）；待鱼汤冷却到50度，加麦米粉拌匀，将鱼肉拌在米粉糊中即可。

【功效】益气补血。

黄甲鱼富含蛋白质，麦米粉含有微量元素、矿物质、维生素、必需氨基酸等。这款米糊非常适合6个月到2周岁内的宝宝食用。

第六章

对号入座，不同功效的宝宝保健饮食

健脑益智是宝宝生长发育中妈妈非常关心的问题；而防止宝宝上火、预防宝宝肥胖以及保护宝宝的视力、增强宝宝的免疫力，以及防止宝宝铅中毒等，也是妈妈在抚育宝宝中很关心的。本章就针对这几个问题，给出了具体的饮食方案。

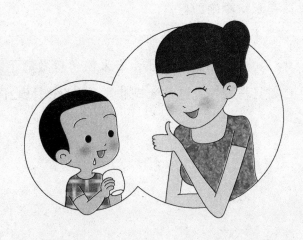

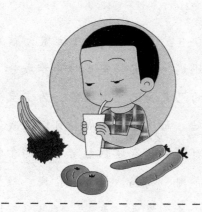

健脑益智

宝宝去火

宝宝肥胖

增强免疫力

提高和保护视力

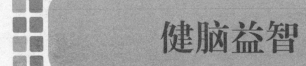

健脑益智

　　婴幼儿早期，即0~3岁这个阶段，是宝宝大脑发育的重要时期，这个时候需要妈妈为宝宝补充多种营养成分，以使脑神经细胞活跃，让宝宝的思考和记忆力增强，为宝宝一生的智力发展奠定下良好的基础。而这些营养成分可以从我们的食物中摄取。日常饮食中，有多种具有健脑益智作用的食物，比如母乳、牛奶、蛋类、牛羊肉、鸡鸭、鱼虾、猪肉、核桃、芝麻、松子、花生、牡蛎、小米、黑米、玉米、红枣、桂圆、杏仁、花椰菜、黄花菜、胡萝卜等，都属于益智食品。

 胡萝卜拌莴笋

　　【原料】胡萝卜150克，莴笋100克，精盐、香油各适量。

　　【做法】胡萝卜去皮洗净，切片；莴笋洗净，切片；锅置火上，放入适量水煮沸后，下入胡萝卜片和莴笋片焯熟，捞出过凉水，沥干水分，放入碗内加精盐、香油拌匀即可。

　　【功效】健脾开胃，利尿降压，镇静安眠。

　　宝宝常吃胡萝卜有助于大脑的新陈代谢；莴笋对人体的基础代谢、心智和体格发育，甚至情绪调节都有重大影响，常吃莴笋具有镇静的功效，有助于消除紧张，帮助睡眠。

花生大米粥

【原料】大米50克，花生仁20克。

【做法】大米淘洗干净，花生仁洗净；锅中加水烧沸，放入大米和花生仁一同煮粥，煮至粥熟即可。

【功效】健脾开胃，润肺祛痰，补气益血。适用于营养不良、脾胃失调、咳嗽痰喘等症。

花生含有大量的蛋白质，是宝宝智力发育不可缺少的营养素；而且花生中含有人体必需的氨基酸，能够提高智力，促进脑细胞的新陈代谢，提高宝宝的分析能力，同时还具有保护血管、防止脑功能衰退的功效。

番茄肝末汤

【原料】猪肝、番茄各30克，洋葱10克，精盐适量。

【做法】将猪肝处理干净切成碎末；番茄用开水烫一下，剥去皮切碎；洋葱剥去皮洗净，切碎；将猪肝、洋葱同时放入锅内，加入水煮沸

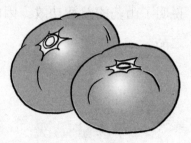

番茄

10分钟左右，最后加入番茄、精盐，搅拌均匀即可。

【功效】补肝养血，明目。

番茄中含有丰富的蛋白质、钙、磷、铁、维生素等营养成分，

具有健脑益智的作用；猪肝中含有丰富的蛋白质、卵磷脂和微量元素，有利于宝宝的智力和身体发育。

 芝麻核桃露

【原料】核桃粉、山药粉各1茶匙，芝麻粉1大匙，冰糖适量。

【做法】将核桃粉、芝麻粉、山药粉放入碗中，加温开水搅拌均匀；然后倒入锅中，小火炖煮5分钟（期间注意要不断搅拌），加入冰糖煮至溶化即可。

【功效】健脑益智，强肝补肾。

黑芝麻含有丰富的卵磷脂、脑磷脂、谷氨酸等，能提高大脑的活动机能，改善脑力不足的现象；核桃向来有"智慧果"的美誉，富含不饱和脂肪酸，是被公认的传统的健脑益智食品，每天吃2~3个核桃，就能营养大脑，增强记忆，消除脑疲劳；山药也是益智的佳品，历代对山药益智的记载颇多，《神农本草经》中称山药"久服耳目聪明"，《药性本草》说它"开达心孔，多记事"，这些都说明了山药的益智功效。因此，芝麻核桃露是宝宝健脑益智的上选之品。

 苹果酸奶饮

【原料】自制酸奶200毫升，苹果1个，蜂蜜适量。

【做法】酸奶装入碗中；苹果洗净去皮，在上面划上几刀，直接切块到盛有酸奶的碗中，再加入适量蜂蜜搅拌均匀即可。

【功效】健脑益智，促进消化，防治腹泻。

酸奶营养极为丰富，其中含有半乳糖，这种物质是构成脑、神经系统中脑苷脂类的成分，与婴儿出生后脑的迅速成长有密切关系。因此宝宝喝酸奶有助于促进脑发育。

温馨提示

自制酸奶有一个非常简单的方法，就是将适量酸奶和鲜牛奶放入一个密闭容器中，将电饭煲中加入适量水，放入盛有奶的容器，开煮粥键煲1个小时，不开盖，继续焖5个小时左右，待奶液变浓稠了，酸奶就做好了。如果还没有浓稠，就继续焖至浓稠为止。

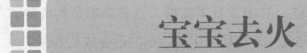

宝宝去火

人体受自然界的邪气，风、寒、暑、湿、燥、热邪气进入体内，都有可能转化为火，让人体的生理功能失调；宝宝体质本就偏于阳性，再加上稍大些的宝宝又喜欢吃一些煎、炸、烤的食物，比如炸鸡腿、烤鸡翅等；或者喜欢吃一些零食，这些食物都是引起上火的因素。还有一些宝宝脾气很大，或者睡眠不太好，这也是引起上火的原因。上火会给宝宝带来诸多不适和病症。因此，妈妈要积极做好预防宝宝上火。

在饮食中有不少具有清热去火作用的食物，比如绿豆、苦瓜、黄瓜、西瓜、荸荠、莲藕、雪梨等，妈妈平时可以酌情给宝宝食用一些。

不过清热去火的食物一般都属于寒凉性，吃多了有损脾胃，因此，妈妈还要注意给宝宝控制量。

姜汁黄瓜

【原料】黄瓜400克，姜25克，花椒、香油、味精、醋、白糖、精盐各适量。

【做法】姜去皮切成细末，放入一碗中，用醋浸泡30分钟；黄瓜洗净切成细条，用精盐拌匀腌1小时，挤去多余水分，再加醋、姜末、香油、味精拌匀后，放进冰箱冷藏半小时即可。

【功效】清热去火，利水消肿。

黄瓜有清热解渴、利水消肿的功效；生姜虽然味辛性温，但是生姜皮味辛性凉，有"留姜皮则凉，去姜皮则热"的说法。因此，这道姜汁黄瓜还是比较适合宝宝去火食用的。

温馨提示

　　宝宝睡眠充足，且睡眠质量好，既能促进生长发育，又可增强身体抵御疾病的能力，减少上火等症的发生。因此，妈妈要保证宝宝充足的睡眠时间。

绿豆莲藕汤

【原料】莲藕150克，绿豆30克，大枣5枚，枸杞子10克，蜂蜜适量。

【做法】绿豆洗净；莲藕洗净，去皮，切成厚片；锅中加水煮沸，放入藕片，焯烫1分钟左右，捞出，过凉水，沥干水分，与绿豆一起放入汤锅中，加水适量，大火煮沸后，放入大枣和枸杞子，转小火，煮至绿豆开花即可关火，放凉后调入适量蜂蜜即可。

【功效】健脾益胃，润燥养阴，清热解毒。

绿豆是上佳的去火食物，具有清热解毒的功效；莲藕也具有滋阴润燥、清热生津等功效，两者一起搭配，很适合上火的宝宝食用。

西瓜汁

【原料】西瓜200克，柠檬1/2个，蜂蜜、冰块各适量。

【做法】西瓜去皮、子后切成小块；柠檬去皮也切成小块；将西瓜块、柠檬块和冰块一同放入料理机中，打成西瓜汁倒出，调入适量蜂蜜即可。

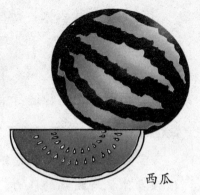

西瓜

【功效】利尿消肿，消暑解渴。可以改善各种炎症。

西瓜性凉，味甘，具有清热解毒、除烦止渴、渗透利尿等功效，是上好的去火水果，诸如有咽喉肿痛、口舌生疮、泌尿系统感染等"上火"症状，都可以吃些西瓜"败败火"。

 ## 荸荠雪梨汁

【原料】雪梨100克，荸荠50克，冰糖适量。

【做法】将荸荠洗净，带皮切块，放入锅中，加水适量煮汤；雪梨洗净，带皮切块，也一同放入锅中煮汤。大火煮开，转小火煮10分钟左右，加入冰糖，煮至溶化即可。

【功效】滋阴润燥，清热化痰。

荸荠自古就有"地下雪梨"、"江南人参"之美誉，其性寒，味甘，能起到清热泻火的作用，肺热咳嗽引起的咳嗽痰多、咽干喉痛以及消化不良、大小便不利等症的宝宝就可以吃荸荠清热。雪梨性凉，味甘，具有生津润燥、清热化痰的功效。因此，两者都是去火的好食材。不过消化力弱、脾胃虚寒、血瘀的宝宝不宜食用这两种水果。

宝宝肥胖

说到"小儿肥胖"，不少家长开始抓耳挠腮，捶胸顿足，不知道该如何是好。如今，小儿肥胖的比例在不断飙升。这其中最主要的原因就是饮食，因为营养过度所造成的。宝宝每天摄入的食物过多，导致摄取的能量总要超过消耗的能量，这就会在体内堆积大量的脂肪，由此就引起了小儿肥胖。还有一些其他因素引起的肥胖，比如环境因素、遗传性因素或者药物因素等，但饮食是其主要原因。

解决宝宝肥胖的问题，除了平时要控制营养的摄入、加强运动等外，还需要特别吃一些具有减肥强身功效的食物，比如冬瓜、薏米、胡萝卜、兔肉、柠檬、黄瓜等，以促进瘦身。

胡萝卜兔肉汤

【原料】胡萝卜、兔肉各200克，党参15克，红枣2枚，精盐适量。

【做法】将兔肉洗净切块；胡萝卜去皮，洗净切块；党参、红枣洗净，红枣去核；汤煲中放水适量，将所有原料一同放入煲内，大火煮沸后，改小火煲约2小时；待兔肉熟烂时，下精盐调味即可。

【功效】养肝明目，健脾除湿，清热解渴。

胡萝卜中含有植物纤维，这种物质可以提高人体新陈代谢，达到自然减重的目的；兔肉属高蛋白、低脂肪、低胆固醇的肉类，属于热量最低而蛋白质含量最高的红肉类，因此，正在生长发育期间的肥胖宝宝非常适合吃兔肉。

温馨提示

　　教宝宝细嚼慢咽可以预防肥胖。一般肥胖的宝宝都是因为吃饭时狼吞虎咽，吃得又快又多，而受到家长的表扬，才促使宝宝吃饭快。如果发现宝宝超重，就应该鼓励他细嚼慢咽，嚼碎蔬菜，品尝味道，慢慢接受减少主食的量，以助宝宝减肥。

 ## 冬瓜薏米瘦肉汤

　　【原料】猪瘦肉200克，冬瓜500克，薏米50克，陈皮1小块，精盐适量。

　　【做法】冬瓜洗净切块；猪瘦肉洗净切块；薏米淘洗干净，事先用清水浸泡5个小时左右；陈皮洗净；将全部材料放入汤煲中，加清水适量，用大火煮沸后，改小火继续慢煲2个小时；最后加精盐调味即可。

　　【功效】益气养血，祛湿健脾，清热解毒。非常适合因为脾虚湿盛引起的肥胖宝宝食用。

　　脾虚不能运化水湿，反而为湿邪所困，是引起肥胖的原因之一。薏米、冬瓜都是健脾除湿的佳品，而猪瘦肉虽然不能除湿助减肥，但却可以补充宝宝生长发育期间所需的营养素。因此，妈妈可以给肥胖宝宝多做几次这道汤。

凉拌黄瓜

【原料】黄瓜2根，大蒜、精盐、麻油、鸡精各适量。

【做法】黄瓜洗净，对半剖开，用刀轻轻地拍一下，切菱形，加精盐腌制10分钟；蒜切末，放入腌好的黄瓜中，倒入麻油，加点鸡精拌匀即可。

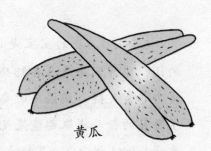

黄瓜

【功效】健脑安神，减肥强身，抗肿瘤。

黄瓜中含有丙醇二酸，这种物质能够抑制糖类物质转化为脂肪，防止肥胖；黄瓜可以促进排泄肠内毒素，让排便顺畅，减少肥胖的可能。

柠檬茶

【原料】新鲜柠檬3片，精盐1克，冰糖适量。

【做法】将新鲜柠檬片加入杯中，加精盐和冰糖，直接用热开水冲泡即可。趁热给宝宝喝，凉了味道会变苦。

【功效】帮助排出体内垃圾，减少毒素，瘦身。

柠檬具有良好的瘦身效果，主要以泡茶饮用为主。妈妈可以在早晚饭后，让宝宝饮用一杯柠檬茶。

增强免疫力

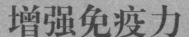

　　6个月至3岁的宝宝是抗病能力最低的时期，不注意提升的话，非常容易患上各种病症。因此，这个阶段提升宝宝的免疫力非常关键。妈妈平时要做到给宝宝合理安排饮食，保证宝宝每餐的营养摄取都能充足、合理；注意给宝宝补充适量的维生素A和维生素D，多晒太阳，以促进宝宝免疫系统成熟，减少患病概率。同时还要特别吃一些有助于提升机体免疫力的食物，比如番茄、黄绿色蔬菜、水果、蘑菇类、优酪乳、豆奶、五谷杂粮等，以确保宝宝能摄取足量的营养物质，保证宝宝大脑和身体都能健康、正常地发育成长。

胡萝卜泥

　　【原料】胡萝卜1根，精盐、香油各适量。

　　【做法】将胡萝卜洗净，去皮，切片，放入锅中蒸10分钟左右，待能用筷子穿透，将胡萝卜片取出来，放入碗中，加入适量精盐、香油调味，搅拌均匀即可。

　　【功效】养肝明目，提升机体免疫力。

　　胡萝卜中因为含有大量的维生素A。宝宝体内维生素A的量不足，就容易患上感冒、腹泻等病症，而维生素A充足的话，则可以提升免疫功能，对呼吸道和胃肠道黏膜起到保护作用，从而减少呼吸道疾病和消化道感染疾病的发生。

宝宝在吃胡萝卜泥时，可以倒在米饭上拌着吃，也可以作为小菜，佐粥食用。

 ## 香菇疙瘩汤

【原料】菠菜30克，香菇1朵，胡萝卜20克，面粉50克，鸡蛋1枚，精盐、香油各适量。

【做法】将菠菜用沸水焯过，过凉洗净切碎；香菇浸泡洗净，去蒂，切丁；胡萝卜洗净，去皮，切丁；鸡蛋磕入碗中打散，搅拌均匀；面粉里

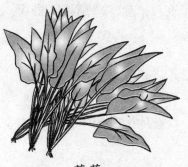

菠菜

加少量水，搅拌成面疙瘩；锅中加水适量烧沸，放入香菇丁稍煮，再放入胡萝卜丁煮1分钟；下入面疙瘩，煮沸后缓缓下入蛋液，搅成蛋花，再下入菠菜碎，加精盐搅匀，出锅前淋上香油即可。

【功效】健脾养胃，益气补虚，增强免疫力。

这款疙瘩汤对促进宝宝的身体健康非常有助益，而且食材丰富，色彩艳丽，味道鲜美，营养也更全面，是宝宝增强免疫力、抵抗疾病不可缺少的佳肴之一。

温馨提示

平时不必让宝宝过于干净。免疫系统可以对传染病原形成免疫记忆，万一再次遇上，可以很快将其消灭，如果宝宝太过干净，或者家里太干净，孩子没有机会通过感染产生抗体，抵抗力反而减弱，并可能导致过敏和自体免疫失调。

海参蛋汤

【原料】水发海参1只，鸡蛋1枚，精盐、鸡精各适量。

【做法】将水发海参洗净切碎，上锅煮熟，打入鸡蛋，搅匀，放入精盐、鸡精调味即可。

【功效】滋补肝肾，增强免疫力。

海参具有滋阴补阳、滋补肝肾的功效，非常适合宝宝强壮体质补益食用；鸡蛋也是补益气血的佳品，两者合在一起煮汤，就可以很好地提升宝宝的免疫力。

 葱香肉末面

【原料】面条1小把，猪瘦肉50克，葱白、葱花、蒜末、油、生抽、精盐各适量。

【做法】猪瘦肉洗净，剁成肉末，锅中倒油烧热，将葱白、蒜末用中小火煸出香味，倒入肉末，煸至肉末粒粒分明，肉色变淡，点入适量生抽和精盐，翻炒均匀后，加适量温水烧开；下入面条，煮至面条熟软后，撒葱花提香，盛出即可。

【功效】补气养血，滋阴润燥，强身健体。

面条作为主食之一，具有改善贫血、增强免疫力、平衡营养吸收等功效，非常适合宝宝食用；猪肉补中益气，滋阴补血，提升机体免疫力，是宝宝生长发育不可缺少的肉食。这款面味道香浓，宝宝一般都很喜欢，妈妈可以经常做给宝宝吃。

提高和保护视力

　　从宝宝出生一直到6岁，是视力发育的黄金时期。有研究表明，学龄前幼儿视力不良的比率为10%。近年来，因为各种因素，比如电子产品过早给宝宝用、不良读书坐姿等，都让宝宝的视力下降有所提前，不少近视的宝宝都提早到学龄前了。而且年龄越小，成为高度近视的概率也越高，而由此导致眼病的危险性也提高了很多。因此，视力保健要从宝宝开始抓起。不仅预防近视，还要预防一些眼部不适症状，比如眼干、眼涩、眼红肿、头晕目眩等症。

　　通过日常饮食可以提高宝宝的视力，并对宝宝的视力加强保护，起到养护双目的作用。比如胡萝卜、枸杞子、菊花、桑叶、动物肝脏等，都具有养眼护眼、提高或保护宝宝视力的作用。

枸杞鸡蛋羹

　　【原料】鸡蛋4枚，红枣2枚，枸杞子5克。

　　【做法】将枸杞子、红枣洗净，红枣去核，切碎，枸杞子切碎；鸡蛋打入容器中，搅拌均匀；将切碎的枸杞子和红枣倒入打散的鸡蛋液中搅拌均匀，置于蒸锅上蒸熟即可。

　　【功效】滋阴润燥，增强免疫力，护眼明目。

　　枸杞子具有滋补肝肾的作用，红枣补气养血。中医学认为，肝藏血，开窍于目，说的是肝是藏血的器官，眼睛的问题反映的是肝功能的正常与否。枸杞子滋肝，红枣养血，鸡蛋也滋阴润燥，这些都于肝有益。肝功能正常，眼睛可以得到足量血液的滋养，就能明亮有神，视物清楚。因此，视力较差的宝宝很适合吃这道枸杞鸡蛋羹。

温馨提示

宝宝平时玩的时间够长，又不愿意睡觉时，妈妈可以教宝宝揉揉眼睛，或者闭眼30秒钟，经常这样做，有助于保护视力。

桑叶黄豆饮

【原料】桑叶20克，菊花、夏枯草各10克，黄豆50克，白糖30克。

【做法】将桑叶、菊花、夏枯草一同洗净；黄豆清洗干净后，用清水浸透，同桑叶、菊花、夏枯草一同放入砂锅中，加水适量，煎煮；待黄豆熟软时，去桑叶、菊花和夏枯草，放入白糖调味，吃豆饮汤即可。

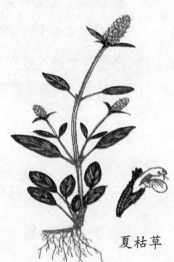

夏枯草

【功效】清肝明目，消炎，散风热。

桑叶、菊花、夏枯草三味中药均通肝经，具有清肝明目的功效。其中夏枯草为清肝、护肝的"圣药"，专治目珠夜痛、头目眩晕等症；桑叶具有平降肝阳的功效，能够治疗肝阳上亢症，用于头痛眩晕、目赤昏花等症；菊花具有散风祛热、平肝明目、消咳止痛等功效，用于风热感冒、头痛眩晕、目赤肿痛、眼目昏花、风热感冒、咳嗽等症效果显著；黄豆又是补益气血的佳品。几者合在一起，清肝明目、养护宝宝视力的作用就更为明显了。

鸡肝焗饭

【原料】米饭2碗，熟鸡肝150克，胡萝卜半根，鸡蛋1枚，葱、色拉油、精盐、酱油、胡椒粉各适量。

【做法】将熟鸡肝洗净切成丁，用酱油稍腌一下；胡萝卜洗净去皮切成丁；葱切末；鸡蛋打散搅匀；锅中加油烧热，爆香葱末，下胡萝卜丁，加精盐炒至将熟时，倒入米饭继续煸炒；待饭粒松散开时，放入鸡肝翻炒；接着将调匀的鸡蛋沿锅壁缓缓浇下，撒上精盐和胡椒粉调味即可。

【功效】补气养血，滋肝明目。能够治疗肝虚目暗等症。

鸡肝含有丰富的蛋白质、钙、磷、铁、锌、维生素A、B族维生素。鸡肝中铁质丰富，是补血的常用食物。维生素A是保护眼睛，维持正常视力，防止眼睛干涩、疲劳的主要元素。因此，经常将鸡肝搭配在膳食中，可以促进眼睛的健康和视力的正常。

胡萝卜炒鸡蛋

【原料】胡萝卜200克，鸡蛋3枚，油、精盐、葱花、白糖各适量。

【做法】胡萝卜洗净去皮切丝；鸡蛋打散，加入少量白糖调匀；锅中放油，油热后下鸡蛋液，翻炒至鸡蛋定型盛出；锅中再倒油，油热后下胡萝卜丝，炒3分钟至胡萝卜丝变软时，加入炒过的鸡蛋，加适量精盐翻炒均匀，出锅时撒些葱花即可。

【功效】健脑益智，养血安神，养肝明目。

胡萝卜中含有丰富的维生素A，可以保持视力正常，且能治疗夜盲症以及眼干燥症等；鸡蛋滋阴补血，也起到了补充肝血的作用，对视力也有良好的保护作用。鸡蛋和胡萝卜一起炒，避免了宝宝不喜欢胡萝卜味道的问题，非常适合宝宝保护视力或者恢复视力食用。

 ## 枸杞蒸猪肝

【原料】猪肝200克，枸杞子10克，精盐、酱油、鸡精、葱、姜、料酒、白糖各适量。

【做法】枸杞子洗净；葱、姜切末；将猪肝冲洗浸泡干净后，切片，放入一盆中，加入料酒、酱油、精盐、鸡精、白糖、葱末、姜末抓匀，腌制1小时左右；将腌好的猪肝放入蒸盘中，加入枸杞子，放到蒸锅上，大火蒸20分钟即可。

【功效】滋肾养肝，补血明目。

枸杞子滋补肝肾，补益气血；猪肝也具有养肝补血的作用，两者合在一起，就成了养肝明目的上品。

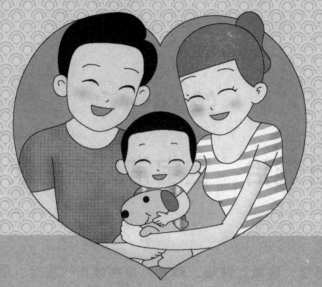

妈妈是最好的医生：宝宝这样吃不生病

第七章

辨证施治，宝宝常见病的饮食疗法

感冒、咳嗽、哮喘、肺炎、扁桃体炎、腹泻、便秘、积滞、口腔溃疡等，是宝宝常见的病症。而中医有药食同源的理论说法，因此防治这些病症，除了用药以外，还可以通过对症饮食的方式防治。本章就针对不同的病症，给出了具体的食疗方案，供妈妈们借鉴。

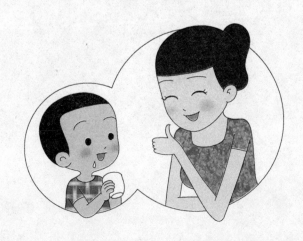

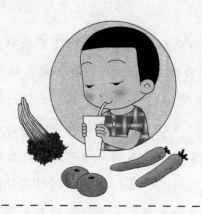

感　冒　　　咳　嗽　　　鼻出血

肺　炎　　　积　滞　　　便　秘

腹　泻　　　厌　食　　　口腔溃疡（口疮）

小儿痢疾　　手足口病　　百日咳

小儿流涎　　小儿遗尿　　儿童多动症

感 冒

　　感冒是宝宝常见的病症，属于上呼吸道感染病症，鼻子、喉咙等处不舒适。因为症状不一样，每个宝宝的感冒情况也不一样。6个月前的小宝宝，就算感冒了，症状一般也不会太严重，体温最高不过38.5℃，症状多表现为流涕、鼻塞、打喷嚏。稍大些的宝宝或者已经进入幼儿园的宝宝，感冒时，全身症状往往比较明显，起病也很急，感冒的同时常伴随高热、咳嗽、精神不佳、食欲不振等症。体温过高时会出现高热惊厥症状，因此妈妈要注意控制宝宝的体温。

　　宝宝患感冒一般3～7天即可痊愈，如果在这期间不但没好，还有病情加重的症状，妈妈就要引起重视，最好带宝宝去医院检查一下，排除宝宝是否有其他疾病或合并了细菌感染。

　　中医学认为，感冒主要分风寒感冒、风热感冒两种，因此，在治疗感冒的时候，要对症治疗。

　　风寒感冒的宝宝除了鼻塞、打喷嚏、咳嗽、头痛等，还伴有畏寒怕冷、无汗、流清涕、痰白且稀，治疗与护理以祛风散寒、辛温解表为宜。风寒感冒多发生在寒冷季节，比如深秋、冬季和初春时节。

　　风热感冒的宝宝，除了鼻塞、打喷嚏、头痛外，还伴有严重的发热症状、鼻涕浓浊、痰黄而稠、口渴喜饮等，治疗上以辛凉解表为主。风热感冒多发生在温暖的季节，比如春季、夏季、初秋等。

还有一种是在暑热的夏天容易患的感冒，除了有鼻塞、打喷嚏、咳嗽、头痛症状外，还有发热、身倦无汗、恶心呕吐、腹泻等症状，小便短而黄。中医将其称为暑热感冒，在治疗上以清热祛暑为宜。

饮食宜忌

宝宝的机体免疫力本来就比较差，又加上患了感冒，因此体质更为下降，容易患各种感染病症。此时妈妈在饮食上也要掌握一些宜忌。

宝宝在感冒初期，饮食宜清淡，稀软，应大量饮用温开水，日常饮食要多摄入一些维生素、高蛋白的食物；在感冒后期，则应食用一些开胃健脾的食物，以调补正气，提高免疫力，加强对病邪的抵御能力。

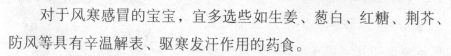

对于风寒感冒的宝宝，宜多选些如生姜、葱白、红糖、荆芥、防风等具有辛温解表、驱寒发汗作用的药食。

风热感冒的宝宝，在饮食上，还要多选辛凉解表、肃肺泻热、清热解毒的薄荷、桑叶、菊花、葛根、雪梨、竹心、金银花、贝母、沙参等。

忌食辛辣刺激以及油腻的食物，鱼腥之物也要避免食用。另外，风寒感冒的宝宝，要注意避免食用寒凉食物，多食用一些温热性的食物驱寒；风热感冒和暑热感冒的宝宝则要避免吃温热性的食物，避免再次感受热邪，加重病情。

辨证施食：风寒感冒

姜糖饮

【原料】生姜5片，红糖适量。

【做法】将生姜切丝，放入杯中，用沸水冲泡，盖盖闷泡5分钟后，调入红糖趁热服用（也可以将生姜切丝后上锅煮沸5分钟，然后取汁调入红糖即可）。每日1剂，服用后盖被发汗。

【功效】疏散风寒，和胃健中。

荆芥防风粥

【原料】荆芥、防风各10克，薄荷、淡豆豉各5克，粳米100克，白糖适量。

【做法】将荆芥、防风、薄荷、淡豆豉一同放入砂锅中，加水适量煎煮；粳米淘洗干净；取药汁与粳米同煮为粥，食用前加入白糖调味即可。

【功效】祛风发汗，散寒。能缓解因风寒感冒引起的浑身发冷及头疼等症。

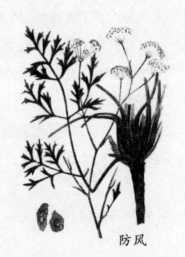

防风

辨证施食：风热感冒

桑菊饮

【原料】菊花、桑叶各5克，白糖适量。

【做法】将桑叶、菊花洗净，除去杂质，放入杯中，加入白糖和沸水，浸泡3~5分钟即成。代茶饮用。

【功效】疏风清热，清肝明目。适用于风热感冒引起的咳嗽、头晕、头痛、目赤、视物昏花等症。

薄荷粥

【原料】薄荷15克，粳米50克，冰糖适量。

【做法】将薄荷煎取药汁候凉；粳米淘洗干净；锅中加水烧沸，倒入粳米煮粥；待粥将成时，加入薄荷汁及适量冰糖；稍温即服，得汗最佳。

【功效】疏散风热。对新感风热者最为适宜。

预防护理

宝宝的免疫系统还没有发育成熟，所以更容易患上感冒等病症。尤其是季节转换的时候，冷、热空气不断交替，导致宝宝鼻黏膜发干，因此更容易引发感冒。

预防宝宝患感冒等病症，妈妈还需要提升宝宝自身的免疫力，具体从以下几个方面入手。

　　在感冒高发的季节里，提醒宝宝多喝白开水，并且养成随渴随饮的良好习惯。尽量避免饮用饮料。宝宝开始如果不太愿意喝的话，可以每次少喝一点儿，每天多喝几次。

　　鼓励宝宝不偏食，饮食要全面，以保证营养均衡。少吃糖分过高的食物，否则会干扰白血球的免疫功能，降低抵抗力。多吃蔬菜水果。

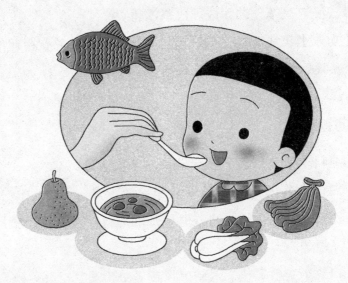

　　要培养宝宝养成良好的卫生习惯，以防止拉肚子或病菌感染等病症，降低身体抵抗力，给感冒等病症带来机会。

　　要保证宝宝每天充足的睡眠时间，否则会降低抗病能力。

咳 嗽

咳嗽也是宝宝经常出现的一种症状。不过，咳嗽并不属于疾病，而是一种症状。引起咳嗽的原因有多种，主要由疾病引起。从中医角度来讲，宝宝咳嗽又分为风寒咳嗽、风热咳嗽、燥热咳嗽和脾肺气虚咳嗽等。

风寒咳嗽主要由外感风寒引起，宝宝咳嗽频频，痰白稀薄，恶寒无汗，发热头痛，鼻塞不通，打喷嚏，流清涕，喉咙痒，嗓音嘶哑，全身有酸痛感，小便清长。治疗时以疏风散寒、宣肺止咳为主。

风热咳嗽主要由外感风热引起，这种原因引起的宝宝咳嗽，表现为发热、流浓涕、咳嗽，喉中有痰鸣声，痰黄，白天较夜间重，小便黄赤，大便干燥，舌红苔厚腻。治疗上还需要清肺化痰、止咳。

燥热咳嗽是因为燥热伤肺、肺津受灼、肺气失宣引发。宝宝因为燥热引发咳嗽，表现为干咳无痰或痰少黏稠，咳出不爽，鼻燥咽干，咳嗽剧烈，有胸痛，或恶寒发热，或痰中有血丝，舌尖红而少津，苔薄黄而干。治疗上还需要清肺润燥、止咳化痰。

脾肺气虚咳嗽多因脾肺气虚、肺失清肃引发。表现为咳嗽无力，喘促气短，痰白清稀，声音低微，精神不振，喜暖怕冷，动则汗出，舌苔薄白，舌质淡。常出现于急、慢性气管炎或肺炎后期。治疗上还需要以补脾养肺为原则。

饮食宜忌

宝宝咳嗽在饮食上应注意以下几点。

第一，宝宝咳嗽应禁食寒凉食物。中医讲"形寒饮冷则伤肺"，说的就是身体受了寒，进食了寒凉的食物，就会伤及肺脏，而咳嗽就是因为肺气不宣、肺气上逆所致。一旦再进食寒凉食物，就会导致肺气闭塞，让咳嗽的症状加重，且迁延不愈。另外，咳嗽生痰跟脾也有关系。过食寒凉食物，会损伤脾胃，造成脾功能下降，加重咳痰现象。因为风寒引起的咳嗽，应少吃或不吃绿豆、螃蟹、蚌肉、田螺、蜗牛、柿子、柚子、香蕉、猕猴桃、甘蔗、西瓜、甜瓜、苦瓜、荸荠、慈菇、海带、紫菜、生萝卜、茄子、莲藕、冬瓜、丝瓜、土豆等食物。

第二，应禁食肥甘厚腻食物。肺热是引起宝宝咳嗽的主要症状之一。进食肥甘厚味会产生内热，导致痰多黏稠，不易被咳出，痰热互结，阻塞呼吸道，又加重了咳喘。一些温热性的食物，比如羊肉、狗肉、乌鸡、鱼、虾、枣、桂圆、荔枝、核桃仁、辣椒、樱桃、蚕蛹等，会引发内热，尽量在因为热邪引起的咳嗽期间不食用。

宝宝在咳嗽期间，对于食物还需要根据不同的症状辨证摄入。

辨证施食：风寒咳嗽

 烧橘子

【原料】橘子1个。

【做法】将橘子洗净外皮，晾干，直接放在小火上烤，并不断翻动，待有热气从橘子中冒出来时，取下稍凉一下，剥去橘皮，让宝宝吃温热的橘瓣（大的橘子每次让宝宝吃半个即可）。

【功效】化痰止咳。适合风寒咳嗽的宝宝食用。

 麻油姜末炒鸡蛋

【原料】麻油1小勺，鸡蛋1枚，姜5克。

【做法】将姜切成碎末；鸡蛋打散搅匀；锅中放入麻油烧热，放入姜末爆到焦黄出香，倒入打散的鸡蛋液，炒熟即可。让宝宝每晚临睡前吃1次，坚持吃几天，就能起到明显的效果。

【功效】化痰止咳。适合风寒咳嗽和脾肺气虚咳嗽的宝宝食用。

❤ 辨证施食：风热咳嗽

 川贝冰糖雪梨

【原料】雪梨1个，川贝母10克，冰糖适量。

【做法】将雪梨连皮洗净，在离蒂部1/3处横切一刀，将切下的部分作为盖子；剩下的部分去核，加入川贝母、冰糖，盖上"盖子"，用牙签封好。把梨放入炖盅，用中火炖约20分钟即可。

【功效】清热去火，止咳化痰。适合风热咳嗽的宝宝食用。

煮白萝卜水

【原料】白萝卜300克。

【做法】将白萝卜洗净，切薄片；锅中加水没过白萝卜，大火烧沸后，改用小火继续煮15分钟左右，待水稍凉时给宝宝饮用即可。

【功效】清热止咳。治疗宝宝风热咳嗽、鼻干咽燥、干咳少痰等症状。

 ## 辨证施食：燥热咳嗽

 ### 桑杏汤

【原料】桑叶、象贝母、香豆豉、栀皮、梨皮各3克，杏仁、沙参各5克。

【做法】以上各药一同投入砂锅中，加水400毫升，煮取200毫升，顿服。重症患者可以多饮用几次。在医生的指导下服用。

【功效】清宣燥热，润肺止咳。主治秋感温燥、灼伤肺津、身不甚热、干咳无痰、咽干口渴、舌红、苔薄白而燥、右脉数大者。

银耳乳鸽汤

【原料】银耳15克，乳鸽2只，生姜、精盐各适量。

【做法】将银耳发好，择去杂质，掰成小朵，漂洗干净；乳鸽去毛及爪甲、内脏，用温水洗净；生姜切片；将银耳、乳鸽、生姜一起放入砂锅内，加清水适量，大火煮沸，改用小火慢煲1小时，待鸽肉熟软后，加精盐调味即可。

【功效】滋阴润肺，祛风解毒，健脾养肺。对肺燥引起的干咳、久咳及咳嗽吐血有良好的功效。

辨证施食：脾肺气虚咳嗽

 薏米山药莲枣汤

【原料】薏米、山药、莲子、大枣各40克，百合、沙参、芡实、玉竹各20克，白糖适量。

【做法】将以上各药洗净（薏米提前用清水浸泡5个小时左右），共入锅中，加水适量煮汤；汤中加白糖，连汤带渣一同服食即可。

【功效】健脾止泻，滋阴润肺，除烦安神。适用于肺虚咳嗽、慢性腹泻、体虚多汗、夜间口干、失眠多梦等症。

黑豆柿饼粥

【原料】黑豆25克，黑枣5枚，柿饼1个，糯米30克。

【做法】将黑豆洗净，自然风干，用慢火炒至黑皮裂开；黑枣洗净去核；柿饼切片；糯米洗净；将黑豆、黑枣、柿饼同放入锅内，加适量开水，慢火煎30分钟；再将糯米放入一同煲粥；煮至粥成即可。婴幼儿只饮用汤汁，不吃渣。

【功效】补脾益肺。治疗肺虚久咳症。

预防护理

　　预防宝宝咳嗽要注意以下注意事项：

　　（1）加强体育锻炼。室外运动可以促进肺功能的发育，增加肺活量，增强呼吸道的防御能力。因此，应该鼓励孩子多参加户外活动，呼吸新鲜空气，增强中枢神经系统对体温的调节功能，提高他们的御寒能力。

　　（2）少去公共场所。冬季是呼吸道传染病流行的季节，家长应尽量避免带孩子去人多拥挤的公共场所，如电影院、大商场、室内体育馆等。在当地流行呼吸道传染病时，更应尽量不带小孩外出，这样可避免通过空气和接触被传染而发病。另外，家中若有成员患感冒等传染病，也应尽量将婴幼儿与其隔离。另外，还要注意孩子的个人卫生，勤洗双手，勤换衣物。

　　（3）保持室内空气新鲜。污浊的空气对呼吸道黏膜会造成不良刺激，可使呼吸道黏膜充血、水肿、分泌异常或加重咳嗽。因此，要保持室内空气新鲜，经常开窗通风。

　　（4）给宝宝多喝水。宝宝咳嗽期间要多喝水，充足的水分可帮助稀释痰液，便于咳出，最好是白开水，绝不能用各种饮料来代替白开水。

鼻出血

鼻出血是4~10岁的宝宝经常发生的现象，可见一侧或双侧有出血。大多数宝宝出血前没有特殊感觉，多反复发作，时发时止。大多数宝宝出血量不多，也基本上能自行控制住，但也有个别的宝宝出血量较大。

中医学认为，鼻出血多因为火热迫血妄行造成，以肺热、肝火和胃热最常见，也有一些宝宝是因为正气亏虚，尤其是脾气虚弱，导致血失统摄。中医将鼻出血归结为三种类型：肺胃热盛型，肝火上逆型，还有脾不统血型。

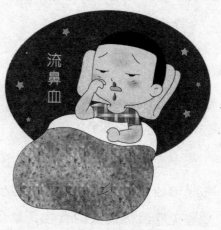

肺胃热盛型鼻出血主要表现为血色鲜红，口鼻干燥，面红目赤，口渴欲饮，大便秘结，小便黄赤，苔黄，病程一般较短。在治疗上应以清热泻火、凉血止血为宜。黄芩、黄连、栀子、淡竹叶、白茅根、藕节、生地黄、牛膝、仙鹤草等，具有清热泻火或凉血止血的作用，妈妈可以在医生的指导下给宝宝适量服用。

肝火上逆型鼻出血多见鼻出血量多，色深，头痛头晕，口苦咽干，胸胁苦满，面红目赤，急躁易怒，舌质红，苔黄等。

治疗上还需要以清肝泻火、凉血止血为宜。

脾不统血型鼻出血主要表现为鼻出血渗渗而出，量或多或少，血色淡红，反复发作，时发时止，面色苍白无华，食欲不振，神疲乏力，气短懒言，腹胀便溏，口淡无味，头晕，心悸等。治疗上应以健脾益气、摄血止血为宜。

不过因为脾虚不统血引起的鼻出血还是少数，确认病因后，妈妈只要在饮食上多给宝宝吃一些调理脾胃、健脾益气的食物即可。前面我们也说了不少健脾益气的食物，因此后面我们会重点介绍一下肺胃热盛和肝火上逆两种类型的鼻出血的饮食疗法。

饮食宜忌

上面我们也说了，因为脾不统血导致鼻出血的宝宝并不常见，常见的还是因为热邪或火邪迫血妄行所致，因此，鼻出血的宝宝要避免吃温热助火的食物，禁食一切辛辣、煎炸等刺激、香燥的食物。多选用偏寒凉性的食物，尤其是蔬菜水果中性寒凉的，多有助于止血，比如莲藕、荠菜、丝瓜、芥菜、西瓜、梨、荸荠、甘蔗等。

对于脾气虚引起的鼻出血，多吃一些既可以健脾，同时又具有止血功效的食物。不过这种鼻出血虽然没有明显的热象，饮食也应以偏凉或者平性的食物为好，尽量避开用温热性的食物进补，且在出血期间尽量避免食用过热的食物，应晾凉后再吃。

辨证施食：肺胃热盛型

 鲫鱼石膏煲豆腐

【原料】鲫鱼1条，豆腐150克，生石膏20克，精盐适量。

【做法】将鲫鱼宰好去内脏洗净；豆腐洗净切块；将鲫鱼与豆腐、石膏一同放入锅中，加水适量，大火煮沸后，转小火慢煲1个小时左右，加入适量精盐调味即可（为了安全起见，妈妈只给婴幼儿喝汤不吃肉最好，以避免鱼刺卡喉）。每天1次，可连续食用至鼻血止住。

【功效】清肺热，降胃火，止鼻血。

 生地二根饮

【原料】鲜生地黄、鲜白茅根各30克，鲜芦根50克。

【做法】将上述中药洗净，生地黄切片，白茅根、鲜芦根切段，一同放入药锅中，加水适量，小火慢煎30分钟以上；去渣取汁，代茶饮用。每日1剂，连续服用至止血为止。

【功效】清热凉血，止血。

 辨证施食：肝火上逆型

 龙胆草蜂蜜饮

【原料】龙胆草5克，蜂蜜适量。

【做法】先将龙胆草拣杂，洗净，晒干，切成小碎段，放入砂锅，加水浸泡片刻，煎煮30分钟，用干净纱布过滤取汁，放入碗中；趁温时加入蜂蜜，拌匀即成。早晚分2次服。

【功效】清肝泻火，止血。此药膳食疗方适用于肝火上逆型鼻出血的宝宝饮用。

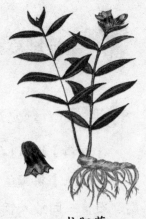

龙胆草

 马兰头荠菜拌香干

【原料】新鲜马兰头、嫩荠菜各200克，香豆腐干50克，醋、白糖、精盐、鸡精、生抽各适量。

【做法】先将新鲜马兰头、嫩荠菜分别拣杂、洗净（根茎部分也保留），切成细末；将香豆腐干洗净，放入沸水锅中焯烫一下，捞出过凉水，并切成细丝，放于马兰头和荠菜末上，加入各种调料拌匀即可。

【功效】清肝泻火。非常适宜肝火上逆型鼻出血宝宝食用。

 预防护理

预防鼻出血的关键，就是积极治疗可以引起鼻出血的各种疾病。

一般在鼻子流血后，宝宝的情绪多较紧张，会显得恐惧不安，此时妈妈安抚宝宝的情绪，有利于迅速止血。

在止血时，妈妈的动作要轻，避免粗暴的动作加重鼻黏膜的损伤，反而加重出血。

在帮宝宝止血时，要让宝宝保持坐位或者半坐卧位，让宝宝尽量吐出流到嘴里的血液，以免刺激胃部，引发呕吐症状。

加强宝宝的身体锻炼，预防病邪的侵袭，多喝温开水；平时还要避免宝宝养成挖鼻孔的坏习惯；遇上干燥季节时，妈妈可以用棉签蘸点儿凉白开擦拭鼻腔，擦拭完后顺便涂上石蜡油或者甘油，以滋润鼻腔；尽量控制宝宝进行剧烈活动，以避免造成鼻外伤；还要预防感冒和其他呼吸道疾病。

温馨提示

宝宝流鼻血，妈妈要保持镇定，不能慌张，否则会让宝宝更为紧张。不过大多数情况下，宝宝流鼻血的位置都在鼻孔内侧1~2厘米处的鼻中隔黏膜上，因此妈妈可以用简单的局部压迫法快速替宝宝止血。鼻血流完后，妈妈还是有必要带宝宝到医院查明鼻出血的原因，这样才能避免反复出血。

肺 炎

肺炎是儿科常见的呼吸系统疾病之一，是由细菌、病毒、支原体等不同病原体引起的肺部炎症，冬春季节发病最多，其中以婴幼儿发病率最高，临床主要表现为发热、咳嗽、喘息。

中医学认为，肺炎是因为受到了六淫外邪侵袭引起，其中以风热、风寒、肺热为主。外邪犯肺导致肺气不得肃降，因此诱发咳喘。肺炎在急性期如果得不到及时治疗，就会导致慢性肺炎，长期治疗无效，严重影响宝宝健康。所以，发现宝宝肺炎后，要及时治疗。

风寒闭肺型肺炎，症状表现为咳嗽，呼吸急，低热，无汗，恶寒，舌苔薄白、舌质淡红等。治疗上还要遵循祛风散寒、止咳定喘的原则。

风热犯肺型肺炎，症状表现为咳嗽，呼吸急，有汗，口微渴，轻度烦躁，咽红，舌苔薄黄、舌尖红。治疗上以散风清热、宣肺止咳为宜。

痰热闭肺型肺炎，症状表现为发热无汗或少汗，咳嗽，喘憋，痰鸣，腹胀，胸满，烦躁不安，舌苔黄腻、质红等。治疗上以清热化痰、宣肺开闭、降逆平喘为宜。

阴虚肺热型肺炎，症状表现为低热或不发热，咳嗽较轻，痰不多或无痰，舌质红少津、无苔或少苔。治疗上以滋阴润肺、清热止咳为宜。

饮食宜忌

在患肺炎期间，尤其是伴有发热的症状时，宝宝的饮食宜清淡易消化，以流质半流质为佳，如粥类、米粉、藕粉、果汁、绿豆汤等。妈妈要提醒宝宝多喝水，随渴随喝，同时保持大小便通畅。肺炎的恢复期阶段，一般都已经退热，此时可以吃一些润肺生津的食物和肉类，如牛奶、蛋、鱼汤、瘦肉汤、丝瓜、荸荠、银耳、沙参、玉竹、山药、扁豆、蜂蜜等，以提高抵抗力。

宝宝患了肺炎，以下几类食物要忌食。

第一，高蛋白食物。瘦肉、鱼和鸡蛋等食物，其主要成分就是蛋白质。蛋白质被人体吸收后，最终会产生尿素。而尿素越高，所带走的水分越多，因此肺炎发病期间，尤其是正在高热的宝宝，失水较多，此时最需要的就是补充水分，忌食高蛋白的食物，以避免损失更多水分。

第二，高糖食物。患有肺炎的宝宝摄入大量的糖分后，会使体内的白细胞杀菌作用降低或失效，进而会使抗病能力更弱，病情更重。

第三，辛辣刺激性食物。辛辣刺激性的食物，被人体摄入后会化热伤津，让原本就需要大量阴津的宝宝病情加重。

第四，油腻厚味的食物。味道厚重、油腻的食物会加重脾胃消化负担，导致消化吸收功能降低，不仅必要的营养素得不到及时补充，还会导致抗病力降低。

第五，冰冻、生冷的食物。在患病期间，食用冰冻、生冷的食物，会损伤体内阳气，降低对病邪的抵抗力。

辨证施食：风寒闭肺型

 银菊芦根饮

【原料】金银花20克，菊花、冬桑叶、杏仁各10克，芦根80克，蜂蜜适量。

【做法】将上述各药加清水适量煮沸后，小火煎煮5分钟左右，去渣取汁，加蜂蜜拌匀即可。分3次服完，每日1剂，连续服用3~5剂（需在医生的指导下服用）。

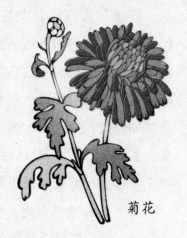

菊花

【功效】清热宣肺，化痰止咳，疏风解表。适用于肺炎初起，发热而微恶风寒、头痛、咳嗽等症。本食疗主治小儿肺炎、支原体肺炎等疾病。

 当归羊肉粥

【原料】大米50克，当归15克，羊肉100克，姜、葱、精盐各适量。

【做法】将羊肉洗净切片；姜切片，葱切段；当归用纱布包起来；粳米淘洗干净；锅中加水适量，放入羊肉煮沸后捞出洗净；锅中再加水煮沸，下入粳米、羊肉片、姜片、葱段、当归药包，一同煮粥；待粥将熟时加精盐调味，继续煮至粥熟即可。可以作为早晚餐食用。

【功效】养肺平喘，增热抗寒。

辨证施食：风热犯肺型

石膏杏仁粥

【原料】生石膏30克，杏仁（去皮尖）10克，粳米50克，精盐适量。

【做法】将生石膏和杏仁加水适量，煎煮30分钟，去药渣取汁；粳米淘洗干净；锅中加水烧沸，倒入粳米和药汁一同煮粥；粥熟时加入适量精盐调味即可。

【功效】本方适用于治疗小儿风热犯肺型肺炎。

川贝雪梨

【原料】雪梨2个，川贝母5克，冰糖、湿淀粉各适量。

【做法】将梨洗净，削皮，去核，切成梨瓣；川贝母洗净；将梨块装入蒸碗内，再放入川贝母、冰糖，加开水适量，用湿棉纸封严碗口，上笼蒸2小时取出；将梨块摆入盘内，原汁倒入锅中，加清水少许，用湿淀粉勾芡，淋在梨上即可。随意服食。

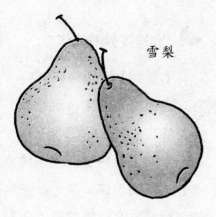

雪梨

【功效】本方适用于小儿肺炎之属于风热犯肺者。

辨证施食：痰热闭肺型

芦根二仁粥

【原料】芦根、粳米各150克，薏米50克，杏仁10克，竹茹1团，生姜适量。

【做法】将芦根、杏仁、竹茹、生姜，用水煎煮后去渣取汁；薏米淘洗干净，用清水浸泡5个小时左右；粳米淘洗干净，加水适量与泡好的薏米一同煮粥；待粥将熟时倒入药汁，继续煮至粥熟即可。每日1剂，连续服用3~5剂。

【功效】清热宣肺，化痰止咳。适用于肺炎邪热郁肺、高热烦渴、咳痰黄稠或铁锈色痰等。

金荞麦炖瘦肉

【原料】猪瘦肉250克，金荞麦100克，冬瓜子200克，甜桔梗150克，生姜、精盐各适量。

【做法】将猪瘦肉氽沸水，捞出过凉，洗净切小块；其他几味料洗净；生姜切片；将除精盐之外的所有原料一同放入炖盅内，加开水适量，盖好，小火慢炖2小时左右，加精盐调味，继续煮一二沸即可。

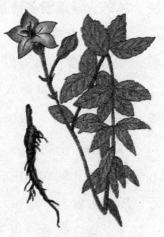

桔梗

【功效】清热解毒，排脓化痰。主治肺炎属痰热郁肺型，症见咳嗽、痰多黄稠、胸胁胀满、身热口渴、舌红苔黄腻、脉滑数等。

 辨证施食：阴虚肺热型

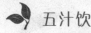 五汁饮

【原料】荸荠、鲜芦根、鲜莲藕、梨、麦冬各适量。

【做法】将上述5味洗净后，分别捣汁去渣，混合。每次饮用30毫升，每日3次（在医生的指导下服用）。

【功效】滋阴润肺。适合阴虚肺热型肺炎宝宝服用。

银耳百合沙参汤

【原料】银耳、北沙参各10克，百合15克，冰糖适量。

【做法】将银耳浸泡发胀，清洗干净，百合、沙参洗净，共放入砂锅内加清水适量，大火煮沸，小火煮约1小时，取汁去渣，加冰糖烊化调匀即可，分次温服。

【功效】养阴润肺，止咳。适用于阴虚肺热型肺炎宝宝服用。

 预防护理

宝宝患了肺炎以后，妈妈要做好以下护理工作。

第一，室温不应太低或太高，保持在20℃左右为宜，室内湿度在60%左右为宜。这样的环境中，可以避免宝宝呼吸道分泌物干

燥，不易咳出。冬季时候要定时开窗换气，每次开窗至少在半个小时以上，每天开窗换气3次。在换气的时候要避免对流风。让宝宝注意休息，同时要注意避免交叉感染。

第二，在护理宝宝的过程中，要密切关注宝宝的病情。对于面色青灰、口周紫绀、烦躁不安或嗜睡的宝宝，妈妈要注意其心音、心率的变化，看有没有心肌炎的发生；吃奶和哭闹后脸色青紫加重的宝宝，如果平静下来，或者吸氧后还是不能缓解，妈妈就要及时带宝宝去医院查明原因。

第三，要注意给宝宝补充充足的水分。对哺乳期的宝宝，应尽量采取母乳喂养；饮用配方奶的宝宝，要根据宝宝的病情决定奶量和奶液的浓度；有腹泻症状的宝宝要饮用脱脂奶；已经添加辅食的宝宝或者儿童，应以清淡、易消化、富有维生素的饮食为主。肺炎缓解，处于恢复期的宝宝，应多吃些营养丰富、热量较高的食物。

第四，妈妈还要确保宝宝的呼吸道通畅，及时帮宝宝清除鼻痂、鼻腔分泌物和呼吸道痰液。痰多稀薄者，妈妈要利用反复翻身拍背的方法，帮助痰液排出。痰黏稠不易咳出者，可以在医生的指导下排痰。

积 滞

积滞是指宝宝饮食不节，导致食物停聚在胃中，不能完全消化的一种胃肠疾病，导致宝宝不思饮食，进食后也不消化，腹部胀满，大便不畅。这种情况多见于消化功能还很弱的婴幼儿。一般来说预后良好。有极少数的宝宝会积滞长久得不到治疗，会转成疳症（营养障碍慢性疾病，影响宝宝的生长发育）。

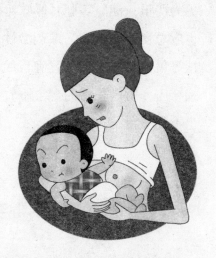

积滞由伤乳、伤食和脾胃虚弱等原因引起。

伤乳表现为宝宝不欲吮乳，口中有乳酸味，严重的会呕吐出乳片，哭闹不安，大便中掺杂有不消化的乳食，有酸味。治疗上要遵循消乳导滞的原则。

伤食表现为纳呆厌食，嗳气或呕吐食物残渣，放屁频频，腹痛拒按，大便臭秽难闻，泻便后疼痛感减轻，夜晚睡觉不踏实，或伴发热，小便短赤。治疗上需遵循消食导滞的原则。

脾胃虚弱引起的积滞，宝宝表现为面色萎黄，困倦乏力，夜睡不踏实，不思乳食，食则饱胀，腹满喜按，呕吐酸馊乳食，大便溏薄酸臭。治疗上还需健脾益气，佐以消导。

饮食宜忌

对于积滞的宝宝来说，饮食要注意不能暴饮暴食，不宜食生冷之物及羊肉、饴糖、胡椒、瓜果以及油腻、咸重、难以消化的食物。

羊肉等食物，温热助阳，不好消化，积滞的宝宝脾胃消化吸收能力本来就已经很弱，再吃羊肉等食物，无疑是雪上加霜，让积滞更为严重；油腻等肥甘厚味难以消化，助湿生热，因此积滞的宝宝也应忌食；胡椒等辛辣刺激性的食物，助痰生热，也应该忌食；饴糖等虽然有补虚损、健脾胃的功效，但是因为糖类有助湿热，且有损牙齿，所以积滞的宝宝不宜食用，另外，白糖、红糖及各种糖果也不宜多食。

 ## 辨证施食：伤乳与伤食所致积滞

因伤乳引起积滞的宝宝食疗药膳。

 ### 陈皮神曲汤

【原料】陈皮、神曲、麦芽各4克，砂仁、香附各3克。

【做法】将上药共研末，用乳汁或温开水调服（也可以水煎2次，每日1剂，分3次服用）。1～3个月的宝宝，每次0.2～0.5克；4～6个月的宝宝，每次0.5～0.8克；7个月～1岁的宝宝，每次0.8～1克。每日3次。

【功效】适合伤乳引起积滞的宝宝服用。

麦芽粳米茶

【原料】粳米20克，麦芽15克。

【做法】将粳米和麦芽淘洗干净，晾干；然后将粳米上锅炒焦黄；将麦芽和炒好的粳米一同加水适量煎煮取汁服用。每日3次。

【功效】适合伤乳引起积滞的宝宝服用。

由伤食引起积滞的宝宝食疗药膳。

山楂鸡内金汤

【原料】山楂10克，鸡内金5克，白糖适量。

【做法】将山楂和鸡内金洗净后，用水煎煮；去渣取汁，加入白糖调味即可。

【功效】适合伤食引起积滞的宝宝服用。

竹叶心汁

【原料】竹叶心30克，马齿苋、丝瓜叶、西瓜皮各20克，冰糖适量。

【做法】将以上各药洗净，一同放入锅中，加水适量煎煮取汁，加入冰糖至溶化即可。每日3次。

【功效】适合伤食引起积滞且伴有发烧的宝宝服用。

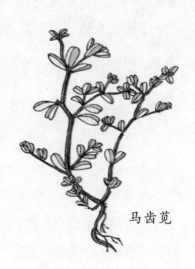

马齿苋

辨证施食：脾胃虚弱所致积滞

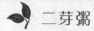 **二芽粥**

【原料】麦芽、谷芽各20克，粳米50克，红糖适量。

【做法】将谷芽、麦芽洗净后，加水适量煎煮，去渣取汁；粳米淘洗干净，与二芽汁一同熬煮成粥，加适量红糖调匀即可。

【功效】健脾养胃。适合因为脾胃虚弱引起积滞的宝宝服用。

山药糊

【原料】山药150克，白术10克，鸡内金5克，白糖适量。

【做法】将白术和鸡内金及山药研为细末，白术和鸡内金混匀，每次取1克，与10克山药末一同加水煮成糊，加白糖调味即可。

【功效】健脾养胃。适合因为脾胃虚弱引起积滞的宝宝食用。

 预防护理

为了避免宝宝积滞，妈妈要尽量在饮食上控制好，少给宝宝吃肥甘厚味的食物，多给宝宝吃一些易消化且富有营养的食物；给宝宝规定进食时间和进食的量，不过要注意随着宝宝的生长，要逐渐增加辅食的量；保持宝宝大便通畅，有便秘情况的宝宝，妈妈不妨给他服用一些宽肠通便的食物，比如1周岁以上的宝宝可以适量服用一些蜂蜜。

对于已经患有积滞的宝宝，要调控好饮食，对于积滞严重的，要及时就医服药。对于因为脾胃虚弱引起的积滞，妈妈要注意多给宝宝吃一些健脾养胃、补中益气的食物，尽快帮宝宝将脾胃调理好。

　　一般大便正常或者基本正常时，积滞就得到缓解了；如果没有正常的排便情况，就说明积滞还没有得到缓解。缓解后，要循序渐进给宝宝添加食物。

便　秘

　　便秘是针对宝宝大便秘结、排便困难而言的。宝宝便秘常表现为大便干硬难解，排便费力，且哭闹不安，一般情况下，会在2～3天，甚至6～7天排便一次。多因乳食积滞，或者燥热内结、气虚脾弱引起。乳食积滞这点，在前面我们已经介绍了，下面我们具体说一说另外两种引起的便秘。

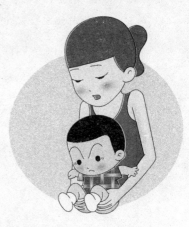

　　燥热内结引起的便秘为实秘，多因宝宝饮食不节、乳食停滞，导致大便干燥、坚硬，造成宝宝腹胀、腹痛，烦躁不安，经常哭闹，且有口臭症状，另外，手足心热，小便短赤且少，也是燥热内结引起便秘的主要症状。治疗上以清热润燥、润肠通便为宜。

　　因为气虚脾弱引起的便秘为虚秘，症状表现为大便艰涩难解，或者先为干便，后面大便稀软或者黏滞，腹胀矢气，食欲不佳，精神不振，面色萎黄。治疗上以益气补血、宽肠通便为宜。

 ## 饮食宜忌

　　宝宝出现便秘后，如果属于热秘、实秘，那么在饮食上要注意多吃些新鲜蔬菜、水果、粗粮等含膳食纤维丰富的食物，还要多喝白开水，可以在每天早晨让便秘的宝宝喝一杯淡盐水；避免碳酸饮料和冰冻食品的摄入，辛辣刺激、肥甘厚腻的食物更要避免摄入。

对于因脾胃虚弱引起的便秘，宝宝就要多吃一些健脾养胃、益气补血的食物，比如山药、小米、粳米、红薯等；有伤脾胃的生冷食物，包括蔬菜、水果等，都要少给宝宝吃，冷饮一类则要坚决杜绝，多给宝宝吃暖食。

 辨证施食：燥热内结型

 麻油菠菜

【原料】菠菜200克，麻油、精盐各适量。

【做法】锅中加水烧沸；菠菜洗净，放入沸水中烫大约3分钟后，取出过凉水，放入盘中，加入麻油和精盐拌食即可。每天2次，连食数天。

【功效】清热润燥。适合燥热内结引起便秘的宝宝食用。

甘蔗番泻汁

【原料】甘蔗400克，番泻叶1克。

【做法】甘蔗去皮洗净切小段，放入榨汁机中榨汁，滤去渣滓后，与番泻叶一同放入锅中，加水适量煮10分钟左右即可。每日1剂，分2~3次服完，连服数天。1岁以下宝宝酌减。

【功效】润燥生津，清热通便。适合燥热内结引起便秘的宝宝服用。

辨证施食：气虚脾弱型

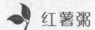 红薯粥

【原料】红薯300克，粳米50克，白糖适量。

【做法】将红薯（以红皮黄心者为好）洗净，去皮，切成小块；锅中加水适量煮沸，倒入粳米和红薯块一同煮成稀粥；待粥成时，加入白糖调味即可。

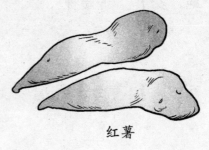
红薯

【功效】补中益气，健脾养胃。非常适合气虚脾弱引起便秘的宝宝食用。

芪参蜜仁粥

【原料】炙黄芪、党参各10克，麻仁5克，粳米50克，蜂蜜适量。

【做法】将炙黄芪、党参与麻仁洗净，一同放入砂锅中，加水适量煎煮，用小火慢煎成浓汁时，分成2份，于每天早晚同粳米一同按常法煮粥；粥熟晾温后调入蜂蜜即可。

【功效】补气养血，健脾胃。适合气虚脾弱引起便秘的宝宝食用。

预防护理

　　为了预防宝宝便秘，妈妈在宝宝的饮食中要多添加一些富含膳食纤维的食物；每天早上起床后，让宝宝养成定时如厕的习惯，宝宝起初即使蹲厕，也可能没有便意，但还是要宝宝坚持蹲一蹲，这样连续坚持几天，就能养成早上排便的习惯。

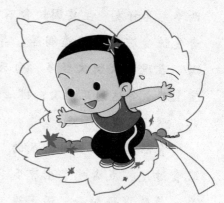

　　对于一些食欲不佳的宝宝，家长不要为了让宝宝多吃一些而呵斥、吓唬宝宝，多哄哄。

　　还要让宝宝生活有规律，每天要保持适度的运动量。

　　一旦宝宝出现便秘，妈妈要及时根据不同的症状给宝宝进行调理，尽量不用开塞露。严重的不妨带宝宝去看医生，以尽早缓解宝宝的便秘情况，让宝宝的身体健康成长。

腹　泻

腹泻是2周岁以下的宝宝常见的一种消化道疾病，在夏秋两季尤其好发。主要因饮食不节，或者吃了不干净的食物，或者受惊受凉、脾胃虚弱等，导致肠胃功能失调，进而引起腹泻。表现为大便次数多，每天几次甚至十余次，有些严重的宝宝甚至会达到几十次；排泄物为水样或蛋花汤样，常伴有发热、呕吐、腹胀等症。

食滞腹泻，多因摄入的乳食过度，或者吃了生凉瓜果，导致胃肠积滞，泻下难以消化的食物残渣。其粪便酸臭，腹痛欲泻，泻后痛减，腹胀欲吐，嗳气腐浊，不思饮食，睡眠不安。治疗上还需要消食导滞。

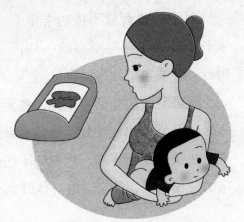

脾虚腹泻，是因脾胃虚弱，表现为大便稀溏，色淡不臭，时轻时重，反反复复，面色萎黄，肌肉消瘦，神疲倦怠。治疗上需补脾益气。

还有是因外受风寒引起的腹泻，其症状表现为排泄物清稀，内多有泡沫，有些微臭气，肠鸣腹痛，严重的伴有恶寒发热症状。治疗上需疏风散寒。不过因为受了风寒引起的腹泻，及时给宝宝保暖后，症状就能得到缓解。饮食上只要温热的食物即可，所以不再具体详说。

饮食宜忌

　　生冷寒凉的食物不要给宝宝吃，对于一些雪糕等冷饮，在腹泻期间，要坚决杜绝；受过污染、腐败变质的食物不要再给宝宝食用，即便给宝宝吃蔬菜、水果时，也一定要清洗干净，且在腹泻期间少吃或者不吃生冷的蔬果；不给宝宝吃不容易消化的食物，如羊肉、牛肉、核桃等，在腹泻期间就先不要吃了。

　　要少吃含纤维素和油脂量高的食物，刺激性食品和煎炸食品以及荤腥厚味等食物都不宜给宝宝吃。

辨证施食：食滞腹泻

山楂炭青皮水

　　【原料】山楂炭10克，青皮5克，红糖适量。

　　【做法】将山楂炭和青皮共研为细末，混匀，用水100毫升调成浆水状，加红糖适量，上锅蒸20分钟左右取出即可。每次服用15毫升。每日4次，3天左右服完。

　　【功效】适合食滞腹泻的宝宝服用。

山楂莱菔子苹果汤

　　【原料】山楂50克，莱菔子25克，苹果30克，冰糖适量。

【做法】将山楂、莱菔子加水适量煎煮，取汁去渣；苹果研为细末，与药渣一同继续熬煮5分钟左右，加入冰糖晾温即可给宝宝服用。

【功效】适合食滞腹泻的宝宝服用。

 ## 辨证施食：脾虚腹泻

🌱 山药车前子红枣汤

【原料】山药10克，车前子20克，红枣1枚，苹果1个。

【做法】将上述4味分别洗净，红枣去核，苹果切小块；然后一同放入砂锅中，加水适量煎煮30分钟左右；滤去残渣后饮服即可。每日3次。

【功效】适合脾虚腹泻的宝宝服用。

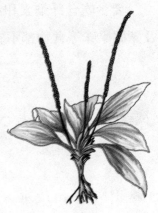

车前子

🌱 扁豆薏米鸡内金

【原料】扁豆、薏米各15克，鸡内金10克，白糖适量。

【做法】将扁豆、薏米和鸡内金上锅炒至微黄，研为细末，用温水或者小米汤煮成稀糊状，加入适量白糖调味即可。每日1剂，分3次服。

【功效】适合脾虚腹泻的宝宝食用。

预防护理

　　预防宝宝腹泻，首先要注意保暖，尤其是夏季，天热穿得少，为了防暑，很多家庭会吹电风扇、开空调等，但这样非常容易让宝宝受寒，从而导致腹泻。宝宝的小脚丫和腹背部尤其应该保暖。

　　除了在饮食上要节制、卫生以外，对于婴幼儿还要注意，清洁他们的奶瓶、奶嘴、擦嘴的毛巾等，隔几天用开水煮一下，消消毒，以避免细菌的滋生，预防腹泻。

　　已经发生腹泻的宝宝，在食材的选择上，尽量单纯一些，每顿以一样食材为准。尽量吃温热的食物。严重腹泻的宝宝有脱水的可能，妈妈要多给宝宝补水。

　　有些宝宝喝奶粉会加重腹泻，可以改为酸奶试试。

厌 食

　　宝宝厌食，是指宝宝见到食物没有贪恋，常见食欲不佳，甚至还会拒绝进食，食量比同龄的宝宝要小得多。

　　引起宝宝厌食的原因，主要有胃阴不足、脾不健运、脾胃气虚等几方面。

　　胃阴不足引起的厌食，表现为口干多饮，不愿意进食，皮肤干燥，舌苔光剥、红而少津。治疗上需养胃育阴。

　　脾不健运引起的厌食，表现为食欲不振，或者拒绝进食、多食，食后出现恶心、呕吐、腹胀等症。治疗上需调脾助运。

　　脾胃气虚引起的厌食，表现为面黄形瘦，不思饮食，进食稍多或者进食稍难消化的食物，就会导致消化不良，致使大便中夹杂有食物残渣，或者大便不成形，容易出汗。治疗上需健脾益气。

 **饮食宜忌**

　　宝宝厌食在饮食上要注意以下宜忌。

第一，饮食要多样化。妈妈要注意搭配好宝宝的饮食，需要荤素、粗细粮相搭配，蔬菜、水果样样都给宝宝吃点儿，让宝宝熟悉各种蔬果、食材的味道。

第二，要讲究烹调方法。宝宝更喜欢新奇，食物也是一样，妈妈在烹调中如果注意色、香、味，那么就能大大激发宝宝的食欲。尤其是妈妈如果能够将食物做出一些宝宝喜欢的造型，更能激发宝宝的食欲。

第三，忌冷饮、甜食。因为这些食物有损脾胃，会降低脾胃的消化功能，但饱腹的作用却强，影响宝宝的营养摄入。

辨证施食：胃阴不足型

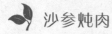 沙参炖肉

【原料】北沙参、玉竹、百合、山药各10克，猪瘦肉800克，姜片、葱段、精盐、鸡精、老抽各适量。

【做法】猪瘦肉在沸水中汆透，洗净，切块；与上述4味药一同放入锅中，加水没过猪瘦肉，放入姜片、葱段、老抽，一起炖煮至肉熟；加精盐和鸡精调味，继续炖煮10分钟左右即可。

【功效】养阴生津，益胃补虚。适合胃阴不足引起厌食的宝宝食用。

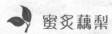 蜜炙藕梨

【原料】鲜莲藕300克，雪梨250克，白糖100克，蜜樱桃10

克，白矾适量。

【做法】将白矾用2000毫升清水化开；鲜莲藕洗净切片，泡入白矾水中；雪梨去皮、核，切成条状，也泡入白矾水中；锅中倒入白矾水，烧沸后入藕片、梨条煮10分钟，捞出后用清水漂洗2次；将藕片置于碗中，两边放雪梨，加白糖，用湿棉纸将碗口封严，上笼蒸3小时取出；蒸碗内原汁滗入锅内收汁；莲藕、梨翻入盘中，摆上蜜樱桃，淋入收汁即可。

【功效】健脾胃，益阴血。

辨证施食：脾不健运型

莱菔子扁豆汁

【原料】莱菔子、橘子皮各10克，扁豆20克。

【做法】扁豆放锅内炒黄，打碎，与莱菔子、橘子皮一同加清水适量，共煎煮取浓汁服用。每日1剂，分1~2次饮完，连续服用5~7天。2岁以下的宝宝服用量酌减。

【功效】适合脾不健运引发厌食的宝宝服用。

健脾消食蛋羹

【原料】槟榔、山药、麦芽、茯苓各3克，山楂、莲子肉各4克，鸡内金6克，鸡蛋1枚，白糖或精盐适量。

【做法】将山药、麦芽、茯苓、山楂、莲子肉、鸡内金以及槟榔一起

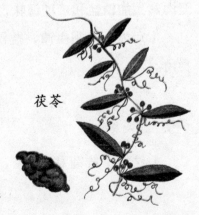
茯苓

研成粉末；鸡蛋打散，搅拌均匀，取5克药粉末调匀，蒸熟，加适量精盐或白糖即可。每日1～2次。

【功效】适合脾不健运引发厌食的宝宝服用。

 辨证施食：脾胃气虚型

 山药茯苓糕

【原料】鲜山药500克，茯苓30克，黄精20克，陈皮5克，白糖150克，精盐适量。

【做法】将山药去皮洗净，上锅蒸熟，捣成细泥；黄精、茯苓烘干后，研成粉末备用；陈皮洗净切丝；在锅中加水、白糖、精盐，用大火烧开，转小火熬化成糖水；将山药泥、黄精粉、茯苓粉、陈皮丝依次倒入糖水中搅拌；将制成的山药糊倒入糕饼模抹平，晾凉结块后切开，即可食用。

【功效】健脾益气。适合脾胃气虚引发厌食的宝宝食用。

大枣姜内金饼

【原料】大枣肉300克，生姜、生鸡内金各60克，白术120克，桂皮10克，白糖、面粉各适量。

【做法】将各药焙干研末，混匀，加白糖和面粉做成直径为2～3厘米的小圆饼，于锅中烘熟，每次给宝宝吃2～3个，每天于空腹时作为点心吃2～3次，连续吃1个星期。

【功效】适合脾胃气虚引发厌食的宝宝食用。

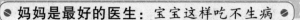
 预防护理

　　想要预防宝宝患上厌食症，妈妈就要培养宝宝养成良好的饮食习惯，定时让宝宝进餐，适当控制宝宝的零食，以不影响正餐为宜。

　　父母是宝宝模仿的榜样，在饮食方面也一样，因此父母要以身作则，给宝宝起到良好的示范作用。

　　要让宝宝保证充足的睡眠，适当运动，每天要定时排便。

　　尽量营造一个愉悦的进餐氛围，避免在就餐期间批评、讥笑或者怒吼宝宝，不强迫宝宝吃；也不要在就餐期间看电视、看书、听广播等，一心吃饭。

　　已经患有厌食症的宝宝，妈妈要从食材、烹调方法以及个人的态度上，想办法让宝宝爱上吃饭，尤其是要丰富食材和烹调的方法，以勾起宝宝的食欲。

口腔溃疡（口疮）

口腔溃疡是婴幼儿常见的口腔疾患，好发生于口腔黏膜的任何部位，尤其是唇、颊内黏膜很容易起溃疡，另外舌边缘以及舌尖也容易生溃疡。溃疡一般为1毫米左右的圆形或椭圆形脓包，溃疡面呈黄白色或灰白色。一旦生有溃疡，就会出现烧灼样疼痛，吃东西时疼痛更厉害。

口腔溃疡的引发，有先天的原因，也有后天的原因，先天主要起因于妈妈在怀孕阶段就有胃热等症，或者宝宝先天禀赋不足，体弱多病等；后天引发可能源于虚火上浮以及心脾积热等。

虚火上浮引发的口腔溃疡，表现为口舌溃疡或糜烂，溃疡脓包稀散色淡，疼痛不厉害，口流清涎，颧红盗汗，口干不渴。对付这种口腔溃疡只要滋阴降火就行。

心脾积热引发的口腔溃疡，表现为口舌溃烂，溃疡脓包较多，少的有5个左右，多的甚至可以达到十多个，溃疡面周围红赤，疼痛厉害，拒绝进食，口臭流涎，烦躁不安，啼哭难宁，大便干结，或发热面赤。此种原因引起的口腔溃疡需要以清热解毒的方法来治疗。

饮食宜忌

口腔溃疡的宝宝，在饮食上适宜吃清淡、寒凉、具有清热去火、生津养阴作用的食物。水果宜选红果、草莓、柿子、橙子等富含维生素C的；肉蛋奶适合选择猪肉、猪肝、蛋黄、鸡肉、鸭肉、牡蛎等富含维生素B_2的食物，可以促进溃疡愈合，维护黏膜的完整性；蔬菜宜选芹菜、豆荚、莴笋、菠菜、油菜、茼蒿、莲藕等富含粗纤维、性质寒凉，且有助于大便通畅、引火下行的。牛肉、猪肉、动物肝脏，还有硬坚果等，含锌量高，有助于溃疡面的愈合，妈妈可以给宝宝多吃一些。硬坚果类可以先磨成粉，然后再冲泡给宝宝喝。

忌吃辛辣刺激性食物，忌吃煎炒烘烤、容易上火的食物，忌吃性属温热助阳的食物。糖、巧克力、太烫的食物及辛辣烧烤、油炸品等，以及醋、姜、葱、八角等，这些食物都易引发或加重口腔溃疡；还要注意忌吃研磨过的食物，比如面包末、玉米或土豆片等，因为这类食物会黏附在溃疡面上，影响溃疡面的愈合。

辨证施食：虚火上浮型

 冰糖银耳羹

【原料】银耳10克，冰糖适量。

【做法】将银耳用清水泡发，去蒂，拣出杂物，切成碎块，放入碗中，加水和冰糖适量，放蒸锅内蒸熟，一顿或分顿食用，食银耳饮汁，每日1次。

【功效】滋阴润肺，养胃生津。对虚热型宝宝口腔疾病，治疗效果佳，可改善小儿虚弱体质。

生地青叶粥

【原料】粳米50克，生地黄、大青叶各5克，生石膏、花粉各10克，白糖适量。

【做法】将生地黄、大青叶、生石膏、花粉4味药水煎，去渣留汁；粳米淘洗干净；锅中加药汁和水适量，倒入粳米熬煮成粥；待粥熟时撒入白糖调味即可。每日1剂，连续食用3～4天。

【功效】滋阴降火。适合虚火上浮引起口腔溃疡的宝宝食用。

辨证施食：心脾积热型

竹叶粥

【原料】嫩竹叶、粳米各50克，冰糖适量。

【做法】将竹叶洗干净，加清水1000毫升左右，大火煮沸后，小火继续煮半小时左右，捞去竹叶，取竹叶汁；粳米淘洗干净，加入竹叶汁中熬粥（水少的话再加些水）；粥将熟时，放入冰糖，熬煮至溶化即可。

【功效】适合心脾积热引起口腔溃疡的宝宝食用。

生地麦冬栀子汤

【原料】生地黄、麦冬各10克，连翘、栀子、黄芩各5克，大黄、薄荷、甘草、淡竹叶各2克。

【做法】上述诸药水煎取汁。分3次服，每日1剂。

【功效】清热解毒，消肿止痛。用于治疗复发性口腔溃疡属心脾积热型，症见口腔溃烂、凹陷，呈点片状，灼热疼痛，讲话进食更甚，大便秘结，舌质红，苔黄燥，脉数等。

 预防护理

不管是哪种原因引起的口腔溃疡，都会给宝宝带来疼痛感，且最少需要1~2周的时间才能好起来，因此为了避免宝宝遭受这样的痛苦，也为了让宝宝尽快摆脱溃疡的痛苦，妈妈需要做以下一些预防和护理工作。

平时要注意调整饮食，多给宝宝吃一些富含核黄素的食物，比如牛奶、动物肝脏、菠菜、胡萝卜、白菜等；多给宝宝喝水，或者多督促宝宝喝水；给宝宝养成口腔卫生的良好习惯；帮助宝宝养成每天排便的习惯。如此便可以有效预防口腔溃疡的发生。

如果宝宝正在口腔溃疡阶段，那么妈妈就要多关注宝宝的溃疡点，必要的情况下需要及时带宝宝就医。在饮食上，不要给宝宝吃刺激性的食物，比如辣的、酸的、咸的食物，这些食物会刺激溃疡面，让疼痛感加剧；多给宝宝吃流质食物，这样易于咀嚼，不会引起太大疼痛感，同时也利于溃疡的愈合。

妈妈对宝宝的关心是宝宝抵抗疾病不可缺少的一个环节。妈妈可以和宝宝聊聊天，转移一下宝宝的注意力，给宝宝创造一个轻松的环境，这样宝宝就可以减轻疼痛感。

小儿痢疾

小儿痢疾也称为细菌性痢疾，是由痢疾杆菌所引起的肠道传染性疾病。多发于夏季，以发热、腹痛、里急后重和泻下脓血黏液等为主要表现。3～7岁的宝宝常突然发病，表现为高热、惊厥、昏迷、四肢发冷等症状，父母应及时带宝宝到医院就医。

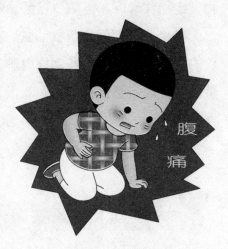

腹痛

小儿痢疾一般分为急性期和慢性期。急性期痢疾多为湿热痢，表现为下赤白黏冻痢，腹痛，里急后重，小便短赤，可伴有发热症状。治疗上以清热化湿解毒，兼以理气行血为原则。

慢性期痢疾也称为休息痢，表现为痢疾迁延不愈，多发生2个月以上而不好，时发时止，面色萎黄，神疲乏力，消化不良。治疗上要以健脾益气为原则。

 饮食宜忌

第一，在急性期间应禁食，以清理宝宝肠胃。或者根据情况给宝宝进食米汤、藕粉、滤过去渣的菜汤等流质半流质、容易消化的食物。

第二，病情好转后，可以少量多餐地食用一些低脂肪少渣的半流食，比如米粥、肉泥粥、蛋花粥、菜末粥、龙须面及面包、蛋糕、饼干等。

第三，处于恢复期的宝宝，可以适量进食一些少油少渣的软食物，比如软米饭、番茄炒鸡蛋、氽丸子汤等。

整个痢疾期间，禁食油腻、荤腥、生冷、干硬、粗纤维不易消化的食物。肉类浓汁及动物内脏、芹菜、韭菜、芥菜以及煎炸和腌熏食物，都应禁食；牛奶、鸡蛋、蔗糖，既胀气又不易消化，也不宜食用。

辨证施食：急性期

蒜泥马齿苋

【原料】鲜马齿苋500克，独头蒜30克，芝麻、葱白、味精、精盐各适量。

【做法】将马齿苋择去杂质老根，洗净泥沙，切成约5厘米长的段，用沸水烫透，捞出沥干水；蒜头捣成蒜泥；芝麻洗净，炒香捣碎；葱白切成马耳形；将马齿苋用精盐、味精拌匀，加入蒜泥、葱白，撒上芝麻即可。

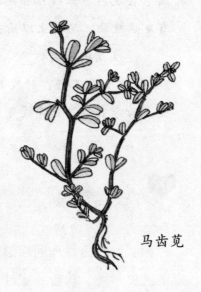

马齿苋

【功效】清热凉血，止痢。用于血痢、下痢便多、便血、发热口干者。

马齿苋槟榔茶

【原料】马齿苋、槟榔各10克。

【做法】将上述2味加水煎煮后取汁，代茶饮用。

【功效】清热止痢。主治痢疾初起、发热、便黄绿或脓血者。

辨证施食：恢复期

温醋饮

【原料】醋适量。

【做法】将醋煮开后温服。每次服用30～50毫升，每日2次。

【功效】解毒，散结，消积。主治久痢不愈、痢疾不定，或有脓冻血液者。

黄鳝红糖散

【原料】黄鳝1条，红糖（炒）适量。

【做法】将黄鳝去肚杂，以新瓦焙干，和红糖一起研末，温开水冲服。

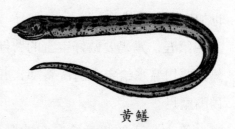

黄鳝

【功效】温胃补益。主治久痢、体虚乏力者。

预防护理

　　预防小儿痢疾，还需要妈妈帮助宝宝做好个人卫生，培养宝宝养成饭前便后洗手的良好习惯。

　　日常饮用温开水，不喝生水；瓜果蔬菜要彻底洗净后再吃；日常用的碗筷也要经过消毒后再使用。

　　多给宝宝吃熟软的食物，不吃生冷的凉拌菜、沙拉等；剩饭菜尽量不给宝宝食用，一定要吃的话，需要充分加热后再吃；食物生熟要分开，谨防苍蝇叮爬食物；尽量不要带宝宝参加大型聚餐活动，也尽量避免带宝宝在外面的饭店、早餐摊等处就餐。

　　对于已经患了痢疾的宝宝，妈妈要精心做好护理。

　　第一，要将宝宝隔离，餐具单独给宝宝使用，且每次用过后要煮沸15分钟消毒；患儿的衣服被褥等要勤换、勤洗、勤晒。

　　第二，要注意观察病情。有些急性痢疾患儿，发病1~2天后会转为中毒性痢疾，出现高热、惊厥、面色苍白、脉搏细弱、精神萎靡或烦躁等症，家长要及时发现，并及时送医治疗。

　　第三，妈妈要注意观察患儿大便的量和质，并记录每天大便的次数。

　　第四，妈妈要多给宝宝喝水，以补充因腹泻丢失的水分，同时也加速毒素的排泄。

　　第五，妈妈要做好宝宝的臀部护理工作。每次腹泻结束后，妈妈都要用温水给宝宝清洗臀部，并涂上凡士林等，以防臀红或肛门周围糜烂。

　　第六，还要注意给宝宝的腹部保暖，以减少胃肠的蠕动和痉挛，达到减轻疼痛和减少大便次数的目的。

手足口病

手足口病多发于夏季，多数患儿突然起病。在患儿的手、足、口腔黏膜以及臀部等处出现皮疹，不痛不痒，不结痂，不结疤，伴有发热症状，通常在38℃左右，部分患儿可伴有咳嗽、流涕、食欲不振、恶心、呕吐、头疼等症状。一般情况下，1周内病症就能痊愈，且愈后良好，没有任何后遗症。

也有少量的患儿在手足口病后出现并发症，比如肺水肿、无菌性脑膜炎、弛缓性麻痹、心肌炎等，并伴有持续高热症，3~5天内诱发中枢神经系统、呼吸系统、循环系统严重并发症，甚至引起死亡。这种情况在2岁以内的宝宝常多见。

饮食宜忌

手足口病患儿应注意以下饮食宜忌。

第一，病初阶段，因为患儿嘴疼，不敢进食，也不愿进食，因此妈妈给宝宝吃一些牛奶、豆浆、米汤、蛋花汤等流质食物即可，且少食多餐，以维持患儿基本的营养需要。但避免食物刺激，加重嘴疼，食物要不烫、不凉、不咸、不酸、不甜等。妈妈可以给宝宝准备一些吸管，既能引起宝宝的进食欲望，又能减少食物与口腔黏膜的接触，减少疼痛感。

第二，到了烧退的阶段，嘴疼感逐渐减轻，此时应以泥糊状食物为主，比如胡萝卜糊、香蕉糊等，里面都可以搭配牛奶。

第三，处于恢复阶段的宝宝，饮食尽量恢复正常，但要少量多餐。

冰冷、辛辣、酸咸等刺激性食物要禁食；鱼、虾、蟹等要禁食，以免加重病情，引发更重的疼痛感。

辨证施食：疾病初起

胡萝卜茅根饮

【原料】胡萝卜1条，白茅根、薏米各15克，竹蔗1节。

【做法】将胡萝卜洗净切片，与其他3味一同入锅，加水适量煎煮；去渣取汁，代茶饮用。每日1剂。

【功效】清热解毒，健脾和胃，化湿透疹，凉血止血。适用于小儿手足口病、麻疹、水痘、幼儿急疹、流感的易感人群。

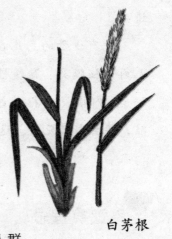
白茅根

薏米双豆粥

【原料】薏米、扁豆、绿豆各10克。

【做法】将上述3味洗净后，共入锅中，加水适量，煮成粥即可。

【功效】清利解毒，健脾利湿。适合手足口病初起时食用。

辨证施食：热退后

 山药黄芪汤

【原料】黄芪15克，山药20克，猪瘦肉100克，精盐适量。

【做法】猪瘦肉洗净，切成小丁；黄芪加水适量，熬煮成汤，去渣；然后在汤中加入山药和猪瘦肉熬煮30分钟左右，加精盐调味即可。

【功效】健脾益气，增强免疫力。

苹果玉竹猪腱汤

【原料】猪腱肉500克，苹果700克，荸荠200克，玉竹15克，陈皮5克，精盐、味精各适量。

【做法】将苹果、荸荠分别去皮洗净，对半切开，苹果去心；陈皮用水洗净后，泡软；猪腱肉在沸水中汆烫后，捞出过凉切厚片；先将陈皮、苹果放入锅中，加水适量煮沸，然后放入猪腱肉、荸荠和玉竹；小火煮约2小时后，加精盐和味精调味即可。

【功效】健脾开胃，养阴生津。可以促进皮肤疱疹、口腔溃疡愈合，适合手足口病热退后的宝宝食用。

 预防护理

预防手足口病，还需要妈妈帮宝宝养成良好的个人卫生习惯和饮食习惯，饭前便后要洗手，日常勤洗澡；要喝温开水，不喝生水，不吃生冷食物，剩饭剩菜要完全加热后再食用。

宝宝居住的房间要经常通风换气，少带宝宝到拥挤的公共场所，尤其是避免宝宝与其他正在发热，或者患有出疹性疾病的宝宝接触，以减少宝宝被传染的概率。

让宝宝有充足的睡眠时间，平时多晒晒太阳，以增强身体的抵抗力；家庭室内外要注意清洁卫生，全家人的衣服、被褥等，要经常放到阳光下曝晒。

对已经患有手足口病的宝宝，妈妈应配合医生做好以下护理：

第一，将患儿与其他宝宝进行隔离，直到发热、皮疹消退及水泡结痂。患儿用过的玩具、餐具及其他用品应彻底消毒。

第二，居室内经常开窗通风透气，避免到人多的地方，造成继发感染；患儿应多卧床休息，尤其是刚开始发病的时候更应多卧床休息；每次进餐结束后应用温开水漱口；患儿的衣物应宽大、柔软，经常要更换、洗晒；床铺应保持平整干燥，指甲要剪短。

第三，臀部有皮疹的患儿，妈妈应随时帮宝宝清理大小便，以保持臀部清洁干燥。

第四，宝宝虽然有热，但多为低热或中度热，尽量不要给宝宝服用退烧药，多给宝宝喝水即可。但如果热度超过了38.5℃，那么需要在医生的指导下服用退烧药。

第五，宝宝患病期间，妈妈应密切关注宝宝的病情发展，如果发现有高热、剧烈头痛、呕吐、面色苍白、口唇发紫、哭闹不安、全身无力、四肢发凉及嗜睡等症时，应立即到医院就诊。

百日咳

百日咳是由百日咳杆菌引起的一种呼吸道传染性疾病，冬春季节最易发病，主要通过说话或者咳嗽时飞沫传播。5岁以下宝宝发病率最高。新生儿与婴幼儿如果感染百日咳，并发肺炎及发生窒息的可能性非常大。百日咳一般持续5~6个星期，甚至更长，属于顽固难愈的疾病。

百日咳分为初咳期、痉咳期和恢复期3个阶段。

初咳期大约会持续一个星期的时间，症状类似感冒咳嗽。此时治疗应先辨清属于风寒咳嗽还是风热咳嗽，然后再降气，化痰，止咳。

痉咳期持续2~6周的时间，严重的甚至会达到2个月以上。多因为痰热袭肺，出现阵发性痉挛性咳嗽，咳后伴鸡鸣样吸气性回声，呕吐痰涎后咳嗽会停止。咳嗽剧烈时，患儿憋得脸红，涕泪双行，刚停止没一会儿又开始发作，痰稠带血，眼眶水肿，严重的二便失禁，惊厥抽搐。治疗上以清热泻肺、涤痰降逆为原则。

恢复期维持2~3周时间，或者更长。恢复期表示咳嗽症状逐渐好转，每天发作的次数减少，咳声减弱，痰稀而少，气短声低，唇色淡白。治疗上还需要以补气养阴为原则。

饮食宜忌

　　患上百日咳的宝宝，宜常饮梨汁、萝卜汁、荸荠汁、莲藕汁等汁水，里面可以调入适量的冰糖或蜂蜜；多食用新鲜蔬菜，比如茄子、萝卜、芹菜、刀豆、扁豆、黄豆芽等，以及橘子、核桃仁、红枣等水果和干果，这些食物具有顺气、化痰、宣肺、降逆、止咳等功效；以清淡又易消化的稀软食品为主，比如粥、汤、牛奶、豆浆、蛋汤、藕粉、菜汤等。

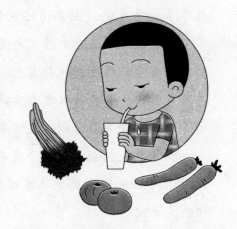

　　处于恢复期的宝宝，可以多吃些百合、山药、扁豆、花生等健脾养胃、滋阴生津的食物，以恢复体质，增强抵抗力。

　　忌食过咸、过酸、过甜的食物；忌食辛辣香燥的食物；忌食黏糯滋腻的食物；忌食煎炸烧烤的食物；忌食鱼腥海产品等食物。

辨证施食：初咳期

 紫苏粳米粥

【原料】鲜紫苏叶10克，粳米50克，红糖适量。

【做法】将粳米淘洗干净，加入沸水中煮粥；紫苏叶洗净，与红糖一起捣烂为泥，待粥将成时，倒入粥中，继续煮至粥熟，趁热食用。每日1剂，连续食用3～5天。

【功效】解表散寒，行气和胃。适合百日咳处于初咳期的宝宝食用，症属风寒者。

 鱼腥草苏叶绿豆粥

【原料】鱼腥草（鲜品）50克，苏叶15克，绿豆、粳米各60克，冰糖适量。

【做法】将鱼腥草、苏叶水煎20分钟取汁，再煎30分钟共取浓汁300毫升，加适量清水和绿豆，粳米煮粥，熟时加冰糖溶化调匀食用，每日1~2次。

【功效】清热解毒，消痈排脓。适合百日咳初咳期的宝宝食用，症属风热者。

 辨证施食：痉咳期

 雪梨麻黄川贝饮

【原料】大雪梨1个，麻黄2克，川贝母3克。

【做法】将雪梨洗净，用小刀从一端切下一块，然后挖去梨心，填入麻黄、川贝母，再将切下的部分重新盖在上面；放入碗中，上面用碟子盖好，置于锅中加水蒸熟；取出后除去麻黄、川贝母，吃梨饮汁。分1～2次服完。每日1～2剂，连续服用10～15天。1周岁以内的患儿酌减。

【功效】清热解毒，涤痰降逆。适合百日咳处于痉咳期的患儿食用。

 柿饼罗汉果汤

【原料】柿饼30克，罗汉果1个，冰糖适量。

【做法】将罗汉果和柿饼同入锅中，加水适量，煎煮30分钟；加入冰糖，搅拌至溶化即可服用。

【功效】清热解毒，涤痰降逆。适合百日咳处于痉咳期的患儿服用。

 辨证施食：恢复期

 核桃冰糖雪梨

【原料】核桃仁（保留紫衣）20克，雪梨100克，冰糖适量。

【做法】将核桃仁、雪梨以及冰糖一起捣烂，然后加水适量煮成汁。每日3次，每次服用半匙即可。

【功效】适用于百日咳恢复期肺脾气虚的宝宝服用。

太子参黄芪鸽蛋汤

【原料】太子参、黄芪各10克，鸽蛋3枚。

【做法】先用水煎煮太子参、黄芪，取药汁煮鸽蛋至熟，饮汤食鸽蛋。

【功效】适合百日咳恢复期气虚的宝宝食用。

预防护理

对于百日咳的预防，除了按时注射百日咳疫苗外，在百日咳高发的季节，要少带宝宝去人多拥挤的地方；照顾好宝宝的个人卫生；居室内要经常通风换气。

已经感染百日咳病菌的宝宝，要立即进行隔离，居室内要保持空气流畅，以确保宝宝有充足的氧气供应。在不影响其他宝宝的情况下，还要多带宝宝到户外进行活动。

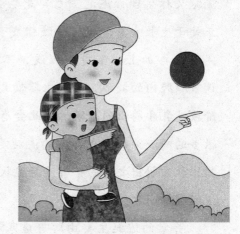

宝宝患病期间，如果家中有人抽烟，要避免在宝宝面前吸烟，最好禁烟，或者到户外去抽；妈妈炒菜等，也一定不要让宝宝呛咳到。

患病期间的宝宝虽然需要卧床休息，但却不是总要卧床，经常到空气新鲜的地方活动活动，或者做做轻度的小游戏，有助于咳嗽的减轻。但不要进行高强度的活动，因为咳嗽本身就对宝宝的身体消耗很大，再进行大量的活动，会让宝宝的身体更为虚弱，不利于百日咳的好转。

在饮食方面要少吃多餐，一次不能吃过饱。

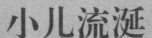

小儿流涎

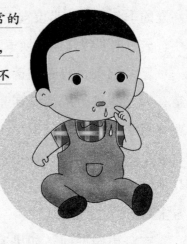

小儿流涎在宝宝中非常多见。正常的流涎又称生理性流涎，尤其是婴幼儿，正处于生长发育阶段，唾液腺发育还不完善，再加上宝宝口腔较浅，不会调节口腔内的液体，又加上婴幼儿阶段是乳牙萌出的阶段，因此会有很多的唾液分泌。但异常的流涎是排出乳牙萌出之外的一种流涎症状，流涎缠绵不愈。

异常的流涎主要由脾胃虚寒和脾胃湿热两种原因引起。

脾胃虚寒引起的流涎，表现为口角流涎，涎液清稀，小便清长，大便溏薄。需要遵循温脾燥湿的原则进行治疗。

脾胃湿热引起的流涎，表现为口角流涎，涎液稠黏，口干烦躁，大便干结，小便短赤。需要以清热燥湿为治疗原则。

饮食宜忌

对于有流涎症的宝宝来说，在饮食上，妈妈还需要针对宝宝不同的症状辨证施食。对于脾胃虚寒引起的流涎症宝宝来说，妈妈就要多给他吃一些温脾养胃的食物，比如山药、大豆、谷物、大枣、板栗及猪瘦肉、牛肉、鸡肉、牛奶等，避免食用寒凉性有损脾胃的食物。

而对于脾胃湿热引起的流涎症宝宝来说，在饮食上就要多吃一些具有清利湿热作用的食物，比如薏米、丝瓜、冬瓜、白扁豆等，要避免食用肉食以及煎炸烧烤、辛辣刺激性的食物，这些食物易助生湿热，反而会使流涎症更为严重。

辨证施食：脾胃虚寒型

姜糖神曲茶

【原料】生姜2片，神曲半块，白糖适量。

【做法】将生姜、神曲同放入锅中，加水适量煮沸；调入白糖拌匀即可。代茶随量饮或每日饮用2~3次。

【功效】健脾温中，止涎。适用于小儿流涎。

摄涎饼

【原料】炒白术、薏米各20~30克，生姜50克，白糖、白面粉各适量。

【做法】先将炒白术和薏米一同研为细末；生姜洗净后，捣烂绞汁；然后将药末与白糖、面粉一同混匀，加入姜汁和适量清水和成面团，做成小饼15~20块；入锅内，如常法烙熟即可。每次嚼食1块，早晚各1次，连续食用7~10天。

【功效】健脾摄涎。适用于小儿流涎。

辨证施食：脾胃湿热型

益智粥

【原料】益智仁、白茯苓、粳米各30克。

【做法】先将益智仁与白茯苓分别烘干后，一同研为细末；粳米淘洗干净；锅中加水适量煮沸，下粳米熬煮稀粥；待稀粥将熟时，取药粉3克调入粥中，继续煮至粥熟即可。也可以单独取适量米汤，然后调入药粉稍煮片刻即可。每天早晚各食用1次，趁热服食，连续食用5~7天。

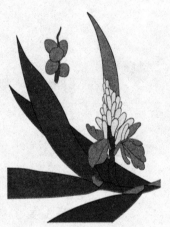

益智仁

【功效】温脾，暖肾，固气。适用于小儿流涎，也可用于小儿遗尿。

青果茶

【原料】青果10克，石斛、生地黄各15克，灯芯草2克，雪梨汁50毫升。

【做法】将前4味分别洗净，然后一同放入锅中，加清水约400毫升，煮取约100毫升药液；再与雪梨汁一同混合后饮用。连续服用7天左右。

【功效】清泻脾热。对脾胃湿热引起的小儿流涎有效。

预防护理

　　对于流涎的宝宝，妈妈要特别关注他的个人卫生：要准备好一条干净柔软的手绢，以及时擦干宝宝流出口角的涎液，以确保下颏、前胸皮肤干燥、洁净。可以为宝宝戴上一个围嘴，也可以为宝宝穿一件罩衣，但要常洗常换。

　　如果唇周、下颌以及颈部的皮肤出现了潮红状，甚至糜烂脱皮了，妈妈要用温水帮宝宝清洗干净，防止糜烂更为严重。

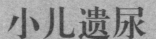

小儿遗尿

遗尿就是大家平时都知道的尿床，多见于3～10岁的宝宝，主要表现为夜间熟睡或白天睡眠中尿床，睡醒后才发觉已经尿了。轻的几天尿1次，重的每天都尿，甚至一夜尿好几次。病程也有短有长，短的数日内就能改善，长的则要十多年，甚至更长的时间才能得到改善。给宝宝带来了沉重的心理负担，同时也影响正常的生长发育。因此，发现宝宝遗尿，家长要及时给宝宝治疗。

小儿遗尿主要因为脾肾不足和脾肺气虚引起。

脾肾不足引起的遗尿，表现为睡眠中遗尿，小便清长，怕冷，面色苍白，食欲不振。治疗上还需要温补脾肾。

脾肺气虚引起的遗尿，表现为面色萎黄，易感冒，大便稀薄，乏力，夜尿兼有白天尿频。治疗上需要健脾补肺。

 饮食宜忌

有遗尿症状的宝宝，要禁食牛奶、巧克力、柑橘等食物，因为这些食物会造成宝宝夜间遗尿。

辛辣、刺激性的食物也要忌食。这类食物容易导致宝宝的神经系统紊乱，让大脑皮质功能失调，由此易发生遗尿。

多盐、多糖和生冷食物以及碳酸类饮料，都会引起多尿，生冷食物还会削弱脾胃功能，对遗尿症宝宝都无益，因此要忌食。

玉米、薏米、赤小豆、鲤鱼、西瓜等食物，利尿作用明显，吃后会加重遗尿症状，因此也应忌食或少食。

糯米、鸡内金、鱼鳔、山药、莲子、韭菜、黑芝麻、桂圆、乌梅、荔枝等，具有温补固涩的作用，肾气虚而不固引起遗尿的宝宝要多吃一些；粳米、山药、薏米、猪肺、银耳、扁豆等，具有健脾补肺的作用，因为脾肺气虚引起遗尿的宝宝要多吃一些。

辨证施食：肾虚不固型

芡实覆盆子粥

【原料】覆盆子20克，芡实（鸡头米）50克，白糖适量。

【做法】先将覆盆子加水煮汁，去渣取汁，加入芡实，煮成粥；粥熟后加入白糖调匀即可。

【功效】收敛补肾。适用于肾虚遗尿的宝宝食用。

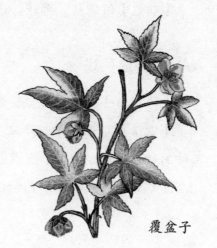

覆盆子

补骨益智煲猪腰

【原料】益智仁、补骨脂各9克，猪腰1具，料酒、精盐各少许。

【做法】将猪腰切开洗净，放入补骨脂及益智仁；锅中加清水2碗，加入猪腰，再加入料酒和精盐各少许；煮至约1碗左右时即可。饮汤吃猪腰。

【功效】开窍补肾。适合肾虚所致的夜尿不易醒的宝宝食用。

 辨证施食：脾肺气虚型

 猪肚炖山药白果

【原料】猪肚1只，白果15克，山药50克，料酒、精盐各适量。

【做法】山药洗净去皮切块；猪肚切开洗净，将白果放入猪肚中，倒入料酒少许，放入锅中，加山药及适量水炖熟；最后加精盐少许即可。

【功效】健脾肺，缩尿。适合脾肺气虚遗尿的宝宝食用。

 荔枝扁豆汤

【原料】干荔枝肉30克，炒扁豆15克。

【做法】将干荔枝肉及扁豆洗净，一同入锅，加水适量，煮至荔枝肉和扁豆熟烂即成。当点心食用。

【功效】补气健脾。适合脾气虚弱遗尿的宝宝食用。

 预防护理

对遗尿宝宝的护理，还需要从以下几个方面入手。

首先，适时控制宝宝的饮水量。下午4时以后，就要控制宝宝的饮水量，晚饭尽量吃一些干饭，忌吃流质食物。晚饭后就尽量不要再让宝宝喝水了，以减少夜间的排尿量，同时也减轻肾脏的负担。

其次，帮助宝宝建立良好的作息时间和卫生习惯，掌握宝宝夜间排尿的规律，可以用闹钟定时，让宝宝逐渐形成条件反射，同时培养宝宝的生活自理能力。

再次，要为宝宝提供一个良好的生活环境，避免让宝宝遭受不良环境的刺激，而加重遗尿。当宝宝心理受挫时，家长要及时疏导，帮助宝宝消除紧张的心理。在宝宝遗尿后，不要责备和惩罚，否则更容易让宝宝心理受挫，加重遗尿症状。

最后，需要注意的是，宝宝遗尿后，妈妈要及时帮宝宝更换衣裤、被褥等，并每天帮宝宝清洗屁屁，以保持局部肌肤干燥清洁。

儿童多动症

多动症，在如今的一些宝宝中，尤其是已经入园、入学的宝宝当中很多见，但是入园的宝宝是少数，更多的还是出现在有学习压力的孩子身上。患了多动症，并不表示宝宝智能发育异常，而是会出现精神不集中、不听话、冒失、易激动，甚至影响宝宝学习成绩，有些宝宝与人难相处，甚至会做出一些危险的动作。

中医学认为，多动症由肝肾阴虚、心脾两虚以及痰热扰心三方面原因引起。

肝肾阴虚引起的多动症，表现为精神涣散，多语多动，烦躁易怒，好冲动，睡眠不安，舌质红。治疗上还需遵循滋养肝肾、育阴潜阳的原则。

心脾两虚引起的多动症，表现为精神涣散，多语多动，面色少华，神疲乏力，纳少体瘦，唇舌色淡。治疗上宜遵循养心健脾、益气安神的原则。

痰热扰心引起的多动症，表现为精神涣散，多语多动，烦躁，冲动难以抑制，纳臭，便干溺赤，舌质红，苔黄腻。治疗上宜遵循清热化痰、宁心安神的原则。

饮食宜忌

　　患有多动症的宝宝在饮食中，要多吃富含卵磷脂及B族维生素的食物，妈妈平时可以多给宝宝吃一些瘦肉、菇类、豆制品等食物，对改善宝宝的记忆力有帮助。还可以多吃些鸡蛋、鱼肉等。尤其是鱼肉，内含大量不饱和脂肪酸，对脑细胞的发育有着非常重要的作用，能够改善脑功能，提高记忆力和判断力。

　　宜多吃富含蛋白质的食物，比如牛奶等，为身体补充的氨基酸可以缓解宝宝的多动症。

　　还宜多吃富含铁和锌的食物，比如动物肝脏、动物血以及一些海产品等。

　　辛辣、刺激性的食物，以及肥腻厚味的食物，比如辣椒、肥肉等，应忌给宝宝食用。

辨证施食：肝肾阴虚型

百合熟地龙齿汤

　　【原料】百合、熟地黄、龙齿各15克，白糖适量。

　　【做法】将龙齿先煎40分钟，再入百合、熟地黄同煮，取汁，加入白糖调味即可服用。每日分2次服。

　　【功效】适合因肝肾阴虚引起的多动症宝宝服用。

枸杞枣仁汤

【原料】枸杞子、酸枣仁、百合各10克，红枣5枚。

【做法】将酸枣仁用纱布包好，与其他3味一同放入锅中，加水适量同煮；以百合软烂为度。饮汤吃枸杞子、百合和枣肉。每日分2次服用，可连续服用多天。

【功效】适合因肝肾阴虚引起的多动症宝宝服用。

辨证施食：心脾两虚型

 甘麦大枣汤

【原料】小麦30克，甘草6克，红枣10枚。

【做法】将以上3味同入锅中，加水适量煎煮取汁即可。每日分2次服，连续服多日。

【功效】适合心脾两虚多动症的宝宝食用。

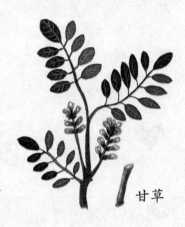

甘草

 参枣桂圆粥

【原料】党参、桂圆肉各10克，炒枣仁15克，粳米100克，红糖适量。

【做法】将党参和炒枣仁一同用纱布包裹；粳米淘洗干净；锅中加水烧沸，下入粳米、桂圆肉和药包，一同煮至粥熟，调入红糖搅匀即可。早晚分2次食用。

【功效】适合心脾两虚多动症的宝宝食用。

辨证施食：痰热扰心型

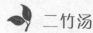

二竹汤

【原料】竹叶10克，竹茹6克。

【做法】二者共同水煎取汁，或沸水冲泡代茶。每日1剂，代茶饮用。

【功效】清热祛痰。适合痰热扰心多动症的宝宝饮用。

橄榄郁金枣仁膏

【原料】橄榄500克，郁金、酸枣仁各250克，蜂蜜适量。

【做法】将橄榄洗净捣碎如泥，郁金、酸枣仁分别研末；将三者混合，共同放入锅中，加水适量，先大火煮沸后，改用小火煎15分钟后，滤出煎汁；再加水1碗，煎10分钟后，滤出药液弃渣；将两次煎液一起倒入锅内，继续加热，熬至浓稠状，加入适量蜂蜜，调匀收膏；待稍放凉后，装瓶备用即可。每日1次，每次1匙，温开水送服。

【功效】清热祛痰，宁心安神。适于痰热扰心多动症的宝宝服用。

预防护理

针对多动症的宝宝，妈妈更需要耐心护理。

首先，要呵护宝宝幼小的心灵。宝宝患了多动症，会做出许多让人不解的行为动作，家长不要视其为思想品质的问题，不要责怪、打骂，更不能惩罚，否则会给宝宝的心理带来极大的创伤，且非常不利于宝宝的成长。为此，妈妈要配合医生，与宝宝一起建立起治病的信心，鼓励宝宝锻炼意志，增强毅力，并帮助宝宝增强对学习的兴趣。

其次，不仅是妈妈要呵护宝宝，妈妈还要告诫其他家人，甚至是医生、老师等，都要体谅关心宝宝，多给宝宝精神上的抚慰。

再次，在治疗期间，要密切关注宝宝的病情，及时调整药物和剂量，一定在医生的指导下用药，不能擅自随便终止治疗。

最后，还要注意的是，要避免宝宝玩含铅的玩具，尤其是不能让宝宝将这些玩具含在嘴中，因为铅中毒也是引起宝宝多动的一个原因。

另外，和谐美好的家庭环境，有助于宝宝的病情好转，因此，家庭成员之间一定要保持相互尊重、友好的态度，避免发生矛盾，引起口角，更不能当着宝宝的面吵架、打架等。